医学助记图表与歌诀丛书

妇产科学助记图表与歌诀

主　编　李英勇　吴　莹　余承高　陈栋梁

副主编　黄金智　殷　莉　宋明宇　黎华文

编　委（按姓氏笔画排序）

于　兰　刘　畅　刘　翔　杜　鸣

李英勇　李桂荣　吴　莹　余承高

宋明宇　陈　曦　陈栋梁　莫朝晖

晏汉娇　殷　莉　黄金智　黎华文

北京大学医学出版社

FUCHANKEXUE ZHUJI TUBIAO YU GEJUE

图书在版编目（CIP）数据

妇产科学助记图表与歌诀 / 李英勇等主编．—北京：北京大学医学出版社，2019. 9

ISBN 978-7-5659-2036-3

Ⅰ．①妇…　Ⅱ．①李…　Ⅲ．①妇产科学—基本知识　Ⅳ．① R71

中国版本图书馆 CIP 数据核字（2019）第 173326 号

妇产科学助记图表与歌诀

主　　编：李英勇　吴　莹　余承高　陈栋梁

出版发行：北京大学医学出版社

地　　址：（100191）北京市海淀区学院路 38 号　北京大学医学部院内

电　　话：发行部 010-82802230；图书邮购 010-82802495

网　　址：http：//www.pumpress.com.cn

E-mail：booksale@bjmu.edu.cn

印　　刷：中煤（北京）印务有限公司

经　　销：新华书店

责任编辑：郭　颖　刘陶陶　**责任校对**：靳新强　**责任印制**：李　啸

开　　本：710 mm × 1000 mm　1/16　**印张**：11.5　**字数**：275 千字

版　　次：2019 年 9 月第 1 版　2019 年 9 月第 1 次印刷

书　　号：ISBN 978-7-5659-2036-3

定　　价：35.00 元

前　言

妇产科学是一门重要的临床医学学科，其内容十分丰富。学习、记忆并掌握妇产科学的基本知识，需要采取一些行之有效的方法。在许多辅助记忆的方法中，歌诀已被证明是收效显著的方法之一。以歌诀为体裁的医学著作在我国古代颇为多见，其特点是内容简要，文从语趣，富有韵律，朗朗上口，记忆入心。

在多年的教学工作中，我们体会到，总结性图表具有提纲挈领、概括性强、条理分明、逻辑性强，直观形象、易于理解，简明扼要、便于记忆等特点，通过对比分析，将知识融会贯通，从而启发思维，培养能力。将歌诀与总结性图表结合起来学习，可以收到珠联璧合、相得益彰的良好效果。有鉴于此，我们也试将妇产科学的基本内容编成歌诀，并用总结性图表加以注释，旨在为广大医学生提供一种新颖、独特、有效的妇产科学学习方法。

随着医学的不断发展，现在的医学书籍和教材已很难用歌诀体裁来系统描述和阐明相关知识，但我国语言博大精深，为编写妇产科学歌诀提供了深厚的基础。鲁迅先生曾说："地上本没有路，走的人多了，也便成了路。"我们殷切希望有更多的同仁和我们一道，将妇产科学歌诀编写得越来越好，共同开辟出一条用歌诀的方式学习妇产科学的新途径。

在华中科技大学、广东医科大学、中南大学、武汉肽类物质研究所和北京大学医学出版社等单位的大力支持和鼓励下，本丛书才能得以顺利出版，在此致以衷心的感谢!

为满足更多读者的需求，本书的编写参考了多种教科书，但由于我们的水平有限，错误、疏漏和不妥之处在所难免，敬希广大同仁和读者不吝指正。

编　者

目　录

第一章　女性生殖系统解剖

一、外生殖器

女阴

耻前阴阜有阴毛，阴蒂成自海绵体，阴道开口于前庭，口周可有处女膜。

尿道阴道口两侧，大小阴唇并列排，两侧前庭皮下部，隐隐藏着前庭球。

表 1-1　外阴的组成

组成	特点
阴阜	青春期该部位皮肤开始生长阴毛，分布呈尖端向下的三角形
大阴唇	两侧大阴唇前端为子宫圆韧带终点，后端在会阴体前相融合，分别形成阴唇的前、后联合；大阴唇皮下脂肪层含有丰富的血管、淋巴管和神经，受伤后易出血形成血肿
小阴唇	富含神经末梢，故非常敏感
阴蒂	位于两侧小阴唇顶端的联合处，为与男性阴茎相似的海绵体组织，且有勃起性
阴道前庭	为两侧小阴唇之间的菱形区，其前为阴蒂，后为阴唇系带。在此区域内，由前往后依次为尿道外口、阴道口、舟状窝。其内各部结构如下： ① 前庭球：又称球海绵体，位于前庭两侧，由具有勃起性的静脉丛组成 ② 前庭大腺：又称巴氏腺，位于大阴唇后部，被球海绵体肌覆盖，如黄豆大，左右各一。向内侧开口于前庭后方小阴唇与处女膜之间的沟内 ③ 尿道外口：两侧后方有尿道旁腺，开口极小，常有细菌潜伏 ④ 阴道口及处女膜：阴道口位于尿道口后方的前庭后部

二、内生殖器

阴道

阴道位于盆中央，前邻膀道后直肠，直肠指检可触凹，子宫颈口也可及。

阴道上端宽阔处，环抱宫颈阴道部，两者之间环形凹，阴道穹窿被称呼。

穹分前后左右部，后部最深受关注，后上陶氏腔陷凹，穿刺引流凹积液。

表 1-2 阴道的位置、结构和功能

项目	说明
位置	位于膀胱和尿道之后、直肠之前
结构	为上宽下窄的纤维肌性管道，前壁长 7 ~ 9 cm，后壁长 10 ~ 12 cm，环绕宫颈周围的部分称为阴道穹，分为前、后、左、右 4 部分，其中后穹窿最深，与直肠子宫陷凹紧密相连，临床多于此处穿刺或引流
功能	输送子宫分泌物至体外，是性交器官，分娩时是胎儿的产道

子宫的形态结构

成人子宫似梨形，巧妙倒挂盆腔里。外分三部底体颈，上端圆钝叫宫底，
下端狭长叫宫颈，颈底之间是宫体。颈体接处子宫峡，剖宫切开选此地。
内腔颈管三角腔，侧通卵管下阴道，卵管卵巢悬两旁，宫口开在阴道里。
未产宫口圆光整，经产宫口横裂状。

表 1-3 子宫解剖形态及结构

项目	说明
子宫功能	孕育胚胎、胎儿和产生月经的器官
子宫结构	纤维肌性器官，呈前后略扁的倒置梨形，长 7 ~ 8 cm，宽 4 ~ 5 cm，厚 2 ~ 3 cm，容量约 5 ml，分为下部的宫颈和上部的宫体，宫体上端隆突部分称宫底，宫底两侧为宫角
子宫位置	位于盆腔中央，膀胱与直肠之间，下段接阴道，两侧有输卵管和卵巢，成人子宫正常位置呈轻度前倾前屈位
宫体	① 子宫上部较宽的部分，呈上宽下窄的三角形 ② 子宫峡部： a. 宫体与宫颈之间形成的最狭窄部分，非孕时长约 1 cm b. 解剖学内口：子宫峡部上端因解剖上较狭窄，称解剖学内口 c. 组织学内口：子宫峡部下端因黏膜组织在此处由宫腔黏膜转变为宫颈黏膜，称组织学内口 d. 子宫下段：妊娠期子宫峡部逐渐伸展变长，妊娠末期可达 7 ~ 10 cm，形成子宫下段
宫颈	① 子宫下部较窄呈圆柱状，称为宫颈 ② 宫颈内腔呈梭形，称宫颈管，成年妇女长 2.5 ~ 3.0 cm，其下端称宫颈外口，伸入阴道内的部分称为宫颈阴道部 ③ 宫颈管黏膜为单层高柱状上皮，宫颈阴道部由复层鳞状上皮覆盖 ④ 宫颈外口柱状上皮与鳞状上皮交界处是宫颈癌的好发部位

子宫的固定装置

固定装置有四件，阔韧带在宫两边。长系卵巢输卵管，外缘盆底侧壁连。

神经血管淋巴管，夹在韧带两层间。圆韧带在前两边，牵引子宫弯向前。
宫骶韧带在颈后，主韧带在颈侧前。

表 1-4　子宫韧带位置及作用

名称	位置及作用
圆韧带	① 圆索状，起于宫角的两侧，输卵管近端的下方 ② 维持子宫呈前倾的位置
阔韧带	① 子宫两侧的双层腹膜皱襞，由覆盖子宫前后壁的腹膜自子宫侧缘向两侧延伸达盆壁而成，分前、后两叶 ② 骨盆漏斗韧带：由阔韧带外 1/3 移行形成，卵巢动静脉由此穿行 ③ 卵巢固有韧带：卵巢内侧与宫角之间的阔韧带，稍增厚 ④ 阔韧带限制子宫向两侧倾斜
主韧带	① 位于阔韧带下部，横行于宫颈两侧和两侧骨盆壁之间 ② 固定宫颈位置，使子宫不致下垂
宫骶韧带	① 位于宫颈后面的上侧方，向两侧绕过直肠到达第 2、3 骶椎前面的筋膜 ② 将宫颈向后、向上牵引，维持子宫处于前倾位置

输卵管

（1）

细长弯曲输卵管，输送卵子肌性管，内细外粗喇叭形，内外两端两口通，
向外直达腹膜腔，向内借口通宫腔。输卵管长分四部，伞端壶腹狭间质。
子宫部分细而短，峡部短直较狭窄，水平向外移壶腹，管壁较厚血管少。
女扎最好选峡部。壶腹粗长变弯曲，卵子常在此受精，漏斗末端一把伞，
拾取卵子贡献大，临床识别是标志。

（2）

输卵管可分四部，宫峡壶腹漏斗齐。壶腹受精女扎峡，伞部识别莫忘记。

表 1-5　输卵管的分部

输卵管	特点与作用	长度（cm）
间质部	狭窄而短	约 1
峡部	管腔较窄	2 ~ 3
壶腹部	管腔较宽大，为常见的受精部位	5 ~ 8
伞部	开口于腹腔，游离端呈漏斗状，具有“拾卵作用”	1 ~ 1.5

卵巢

卵巢位于盆腔内，贴靠盆壁卵巢窝，左右各一扁卵圆，两端两面前后缘。
后缘游离前有门，神经血管出入处；下端较细卵固韧，上端钝圆卵伞接。
并有卵巢悬韧连，卵巢悬韧腹膜皱，起自小骨盆侧缘，寻找卵巢动静标。
生卵分泌性激素，卵巢本领真正高。

表 1-6 卵巢

项目	说明
位置	盆腔髂动脉窝内
形态	
两端	上端：卵巢悬韧带 下端：卵巢固有韧带
两面	内侧面：朝向盆腔 外侧面：朝向盆壁
两缘	前缘：卵巢系膜 后缘：游离
功能	分泌雌激素和孕激素，产生卵子

三、血管、淋巴及神经

女性生殖系统的血液供应

腹主动脉发分支，供血卵巢与子宫；髂内动脉发分支，供血阴道及会阴。

表 1-7 女性生殖系统动脉

供血动脉	血管来源	分支与供血
卵巢动脉	自腹主动脉分出	在输卵管系膜内进入卵巢门前分出若干支供应输卵管，其末梢在子宫角附近与子宫动脉上行的卵巢支相吻合
子宫动脉	髂内动脉前干分支	在子宫颈外侧约 2 cm 处横跨输尿管至子宫侧缘后分为上、下两支：上支较粗，分为宫体支、宫底支、卵巢支及输卵管支；下支较细，分布于宫颈及阴道上段，称宫颈 - 阴道支，供应阴道上段
阴道动脉	髂内动脉前干分支	供应阴道中段
阴部内动脉	髂内动脉前干终支	分出 4 支：痔下动脉、会阴动脉、阴唇动脉、阴蒂动脉；阴部内动脉和痔中动脉共同供应阴道下段

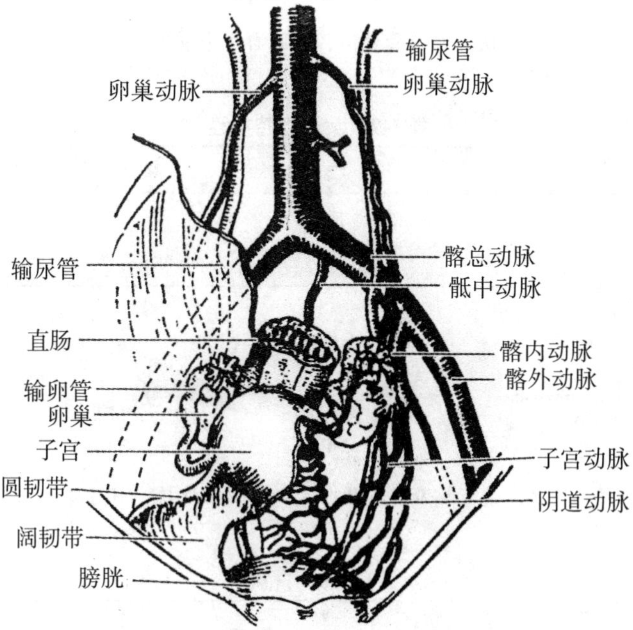

图 1-1 女性盆腔动脉

女性盆腔淋巴系统

女性内外生殖器，两部均有淋巴系。

表 1-8 女性盆腔淋巴系统

淋巴结	主要引流部位
外生殖器淋巴结	
腹股沟浅淋巴结	① 上组：外生殖器、会阴、阴道下段及肛门部的淋巴 ② 下组：会阴及下肢的淋巴
腹股沟深淋巴结	阴蒂、股静脉区及腹股沟浅淋巴结，汇入闭孔、髂内等淋巴结
盆腔淋巴结	
髂淋巴结组	① 髂内淋巴结：阴道上段、宫颈及宫体（下部） ② 髂外淋巴结：阴道上段、宫颈、宫体（上部），引流腹股沟淋巴结 ③ 髂总淋巴结：髂外和髂内淋巴结
髂前淋巴组	骶骨前方
腰淋巴结	腹主动脉旁

女性盆腔神经支配

阴部神经管外阴，内脏自主来管理。

表 1-9 女性盆腔神经

生殖器官	神经支配
外生殖器	阴部神经
内生殖器	交感神经与副交感神经（自主神经）

四、骨盆

骨盆

骨盆组成骶尾髋，关节韧带耻骨联。入口界限五连接，岬弓梳耻联上缘。

表 1-10 骨盆

骨盆	概况
组成	由骶骨、尾骨、髋骨及其间的骨连接构成
分部	由界线分为大骨盆（界线以上）和小骨盆（界线以下）
界线	由骶骨岬向两侧经弓状线、耻骨梳、耻骨结节到耻骨联合上缘构成的环状线
骨盆入口	由上述界线围成，呈圆形或椭圆形
骨盆出口	由尾骨尖、骶结节韧带、坐骨结节、坐骨支、耻骨下支和耻骨联合上缘围成，呈菱形
骨盆腔	骨盆出、入口之间的腔
耻骨弓	两侧坐骨支与耻骨下支连成耻骨弓
耻骨下角	两耻骨弓之间的夹角称为耻骨下角
骨盆的关节	① 耻骨联合：连接两耻骨之间的纤维软骨 ② 骶髂关节：位于骶骨和髂骨之间，在骨盆后方 ③ 骶尾关节：骶骨与尾骨的联合处，有一定活动度
骨盆的韧带	① 骶结节韧带：骶、尾骨与坐骨结节之间 ② 骶棘韧带：骶、尾骨与坐骨棘之间，骶棘韧带宽度即坐骨切迹宽度，是判断中骨盆是否狭窄的重要指标

骨盆的性别差异

男女骨盆不相同，首先看看耻骨弓。女性大约一百度，男性最大七十五。
女性骨盆宽而短，骶岬突出不明显。出口宽敞入口圆，便于妊娠和分娩。
男性骨盆正相反，髂翼垂直出口扁。骶骨长且曲度大，骶岬突出很明显。

表 1-11　男女骨盆的比较

比较项目	女性骨盆	男性骨盆
外形	短宽	狭长
髂骨翼	较水平	较垂直
骨盆入口	椭圆形	心形
骨盆出口	较大	较小
骨盆腔	圆桶状	漏斗形
耻骨下角	> 90°	< 90°
骶骨	较短而直	长而弯曲、骶岬突出

注：骨盆分女型、扁平型、类人猿型和男型四种类型。男型较少见，但往往造成难产。

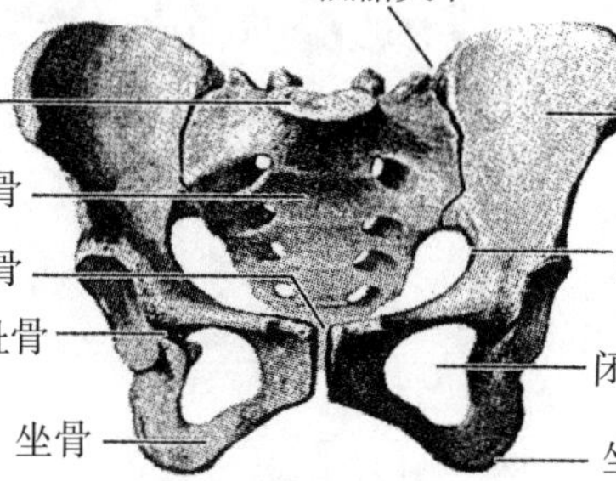

图 1-2　女性骨盆

女性骨盆是支撑躯干和保护盆腔脏器的重要器官，同时也是胎儿娩出的必经产道

五、骨盆底

骨盆底（盆底筋膜与肌肉）

一块肌肉膜两张，尿膈盆膈前后分。尿膈上下夹深横，盆膈上下夹肛提。

表 1-12　骨盆底

分层	主要结构
外层	由浅层筋膜与肌肉组成，后者包括球海绵体肌、坐骨海绵体肌、会阴浅横肌、肛门外括约肌
中层	即泌尿生殖膈，由上、下两层坚韧的筋膜及一对会阴深横肌和尿道括约肌组成
内层	即盆膈，为骨盆底最内层的坚韧层，由肛提肌及其内、外面各覆一层筋膜组成。肛提肌由耻尾肌、髂尾肌和坐尾肌组成

注：骨盆底由多层肌肉和筋膜组成，封闭骨盆出口，承托并保持盆腔脏器于正常位置。两侧坐骨结节前缘的连线将骨盆分为前部（即尿生殖三角，有尿道和阴道通过）与后部（即肛门三角，有肛管通过）。

六、邻近器官

内生殖器的邻近器官

尿道膀胱输尿管，还有阑尾和直肠。内生殖器相邻近，相互关系不能忘。

表 1-13 内生殖器的邻近器官及相互关系

邻近器官	说明
尿道	长 4 ~ 5 cm，直径 0.6 cm。女性尿道短而直，接近尿道，易引起泌尿系统感染
膀胱	做妇科检查及手术前一定要排空膀胱，以免妇检不确切及手术损伤膀胱
输尿管	长约 30 cm，分腰段、盆段。盆段输尿管在宫颈部外侧约 2 cm 处，在子宫动脉下方与之交叉，再经阴道侧穹窿顶端绕向壁内段前内方，穿越主韧带前方的输尿管隧道，进入膀胱底。施行子宫切除结扎子宫动脉时，应避免损伤输尿管
直肠	妇科手术及分娩处理时应注意避免损伤肛管和直肠
阑尾	位于右髂窝内，下端可达右侧输卵管及卵巢部位，阑尾炎可能累及子宫附件

第二章　女性生殖系统生理

女性一生各阶段的生理特点

女性一生各阶段，各段生理不一般。

表 2-1　女性一生各阶段的生理特点

各阶段	时期	生理特点
胎儿期	出生前	8 ~ 10 周出现卵巢结构，女性生殖道形成；性染色体决定性别
新生儿期	出生后 4 周内	受胎盘及母体激素影响，外阴较丰满；乳房略隆起或少许泌乳；少量阴道流血
儿童期	出生 4 周 ~ 12 岁	① 儿童早期（8 岁之前）：H-P-O 轴抑制，卵巢无雌激素分泌，生殖器呈幼稚型 ② 儿童后期（8 岁之后）：GnRH 抑制解除，卵泡分泌少量雌激素，尚不成熟
青春期	10 ~ 19 岁	① 第一性征发育：内、外生殖器幼稚型→成人型 ② 第二性征出现：变声，乳房发育，阴毛和腋毛分布，皮下脂肪增多，生长加速 ③ 月经来潮：无排卵，周期不规则；月经初潮是青春期的重要标志
性成熟期	18 岁左右开始，历时约 30 年	生育期，卵巢功能成熟，有规律的周期性排卵，是卵巢功能最旺盛的时期
绝经过渡期	40 岁左右开始，短至 1 ~ 2 年，长至 10 ~ 20 年	① 卵巢功能开始衰退，无排卵 ② 雌激素水平降低，可出现围绝经期综合征
绝经后期	绝经后	① 卵泡耗竭，雌激素明显下降 ② 机体衰老，生殖器官萎缩，骨代谢异常

注：H-P-O 轴，下丘脑 - 垂体 - 卵巢轴；GnRH，促性腺激素释放激素。

卵巢的结构与功能

女子性腺与卵巢，四大名角本领高。卵母细胞形成期，激素源于三细胞：卵泡细胞膜细胞，黄体后继任务包。卵巢排卵生黄体，雌孕激素皆分泌。雌素刺激女性体，子宫阴道均增殖。孕酮促进宫腺体，内膜变成分泌期，利于着床抑宫缩，产热乳腺受刺激。

卵泡

卵泡细胞泌泡液，营养初级卵母C。成熟卵泡月排一，释出卵C变黄体。

产生松弛雌孕素，抑制宫缩利增殖。月经黄体约半月，妊娠黄体半年期。

注：C指细胞（cell）。

表 2-2 卵巢的功能

功能	说明
生殖功能	① 卵泡发育及成熟 ② 排卵（下次月经来潮前14天左右） ③ 黄体形成及退化
内分泌功能	产生类固醇激素：雌激素、孕激素、雄激素 产生其他激素：抑制素、激活素、卵泡抑素、生长因子

卵巢周期变化

幼女卵巢无所变，原始卵泡万万千。青春期启绝经止，卵巢皮质周期变：

卵泡成熟到排卵，先占前半十四天；黄体形成到退化，未孕寿命十四天。

卵巢功能的调节

下丘脑、腺垂体，分泌激素逐级促，最后作用于卵巢，促进分泌雌激素。

子宫内膜修复后，进入增生激素多，正反馈于腺垂体，促进排卵生黄体。

黄体分泌雌和孕，子宫进入分泌期。雌孕激素浓度高，负反馈于腺垂体，

黄体萎缩成白体，雌孕激素少分泌，子宫内膜缺血液，坏死剥脱月经期。

卵巢激素分泌少，抑制作用被解除，垂体分泌促激素，然后进入下周期。

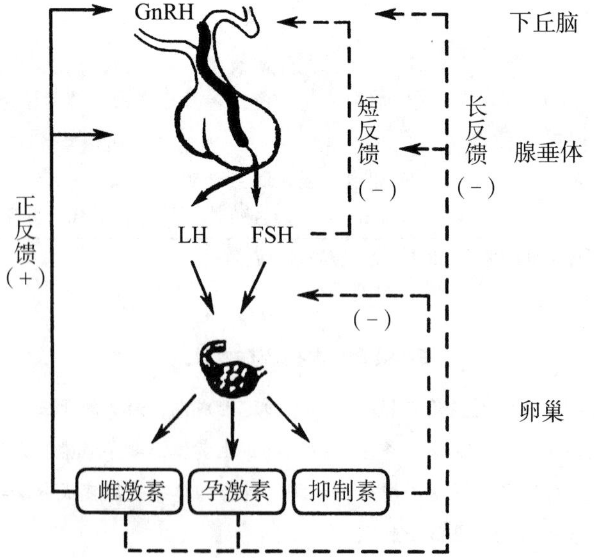

图 2-1 下丘脑 - 垂体 - 卵巢轴之间的相互关系

雌激素的生理作用

促进生殖器发育，维持女性副性征，促进青春期生长，又使骨骺早闭合。
男长三十慢慢悠，女长十八就回头。促进蛋白质合成，促肾钠水重吸收；
卵泡发育和排卵，子宫内膜增生变：阴道上皮角质化，分泌物质呈酸性，
增强阴道抵抗力，反馈作用腺垂体，降低血浆胆固醇，成为女人保护神。

孕激素的生理作用

子宫内膜转变期，腺体发育能分泌，反馈调节腺垂体，月经活动呈周期；
抑制子宫平滑肌，安胎保胎防流产；促进乳腺泡发育，娩后泌乳作准备；
刺激产热作用大，排卵后期体温升。

表 2-3　卵巢性激素的生理作用

	雌激素	孕激素	雄激素
子宫肌	促进肌细胞增生肥大，促使和维持子宫发育，增加子宫对缩宫素的敏感性	降低平滑肌兴奋性及对缩宫素的敏感性，抑制子宫收缩，有利于胚胎生长发育	减缓子宫发育
子宫内膜	促进腺体和间质增殖修复	使内膜从增殖期转化为分泌期	减缓子宫内膜生长及增殖
宫颈	使宫颈口松弛、扩张，黏液分泌增加，变稀薄	使宫颈口闭合，黏液分泌减少，变黏稠	
输卵管	促进肌层发育及上皮分泌活动，加强节律性收缩	抑制节律性收缩	
阴道上皮	使上皮细胞增生角化，黏膜变厚，增加细胞内糖原含量，维持阴道酸性环境	加快上皮细胞脱落	抑制上皮增生角化
外生殖器	使阴唇发育丰满，色素加深		促使阴蒂、阴唇及阴阜发育，阴毛及腋毛生长
卵巢	协同促卵泡激素（FSH）促进卵泡发育		
下丘脑、垂体	通过正负反馈调节，控制促性腺激素分泌	雌激素在月经中期对垂体促黄体素（LH）排卵峰的释放呈正反馈作用，在黄体期呈负反馈，抑制促性腺激素分泌	
乳房	促使乳腺管增生，乳头、乳晕着色	促进乳腺小叶及腺泡发育	
体温		兴奋体温调节中枢，刺激产热增加	

续表

	雌激素	孕激素	雄激素
代谢作用	促进水钠潴留，促进高密度脂蛋白胆固醇（HDL）合成，抑制低密度脂蛋白胆固醇（LDL）合成，降低胆固醇水平，维持和促进骨基质代谢	促进水钠潴留	促进蛋白质合成，肌肉生长，红细胞增生；性成熟前促进生长，性成熟后使生长停止

注：雌激素与孕激素之间有拮抗作用。

月经周期

月经周期一个月，内膜变化有规律。随着卵巢雌孕变，一共分为三个期：
一至四天月经期，五至十四增生期，后半周期分泌期，未孕进入下周期。

子宫内膜

子宫壁厚分三层，内膜肌和外膜层。子宫内膜分两层：功能层和基底层，
功能层呈周期性，修复要靠基底层。

子宫内膜周期变化

随着卵巢周期现，子宫内膜周期变。增生期的变化有：基底增生并修补，
内膜逐渐增厚度，螺旋动脉子宫腺，增长同时弯曲露。分泌期的变化有：
内膜增厚再增厚，螺旋充血多曲扭，膜内充满分泌物，固有层内液滞留。
月经期的变化有：螺旋收缩久不放，功能层缺血和氧，组织变性并坏死，
此层剥脱随血流。

表 2-4 月经周期中子宫内膜的变化

分期	时间	子宫内膜	重要的变化及作用
月经期	第 1 ~ 4 天	因动脉血管痉挛，缺血、缺氧、变性、坏死、剥落	排卵后未受精，黄体萎缩退化，血中雌、孕激素骤然下降，子宫内膜失去二者支持作用
增生期	第 5 ~ 14 天	生长增厚，血管增多延长，腺体增多	在 FSH 作用下，卵泡分泌雌激素，促进月经后子宫内膜迅速修复，腺体增生，内膜逐渐增生变厚
分泌期	第 15 ~ 28 天	进一步增生变厚，血管迂曲，血供丰富；腺体增大，并分泌含糖原的黏液；内膜柔软	排卵后卵泡发育成黄体，并大量分泌孕激素和雌激素，二者协同作用，进一步为胚胎植入和继续发育准备适宜条件

其他部位的周期性变化

阴道黏膜和宫颈，变化亦有周期性。

表 2-5　其他部位的周期性变化

	卵泡期	排卵期	黄体期
宫颈黏液分泌	量少→多	稀薄，透明，拉丝度达 10 cm 以上，有利于精子穿过，呈羊齿状结晶	量减少，黏稠，混浊，拉丝度差
阴道黏膜	底层稀薄增生，逐渐演变成中层与表层细胞	阴道上皮增厚，表层细胞角化	表层细胞脱落

其他内分泌腺对月经周期的影响

甲状胰岛和肾上，月经周期有影响。

表 2-6　其他内分泌腺对月经周期的影响

内分泌腺	对月经周期的影响
甲状腺	
功能减退	青春期前：性发育障碍 青春期：月经失调
功能亢进	轻度：内膜过度增殖，月经过多，不规则出血 重度：甾体激素受抑制，月经稀发，闭经
肾上腺	分泌雄激素↑→对抗雌激素→闭经、男性化（多囊卵巢综合征） ↘假两性畸形（先天性肾上腺皮质增生）
胰腺	高胰岛素血症→卵巢产生雄激素增多→月经失调、闭经

第三章 妊娠生理

一、受精及受精卵的发育、输送与着床

受精与着床

精子获能可受精，顶体反应入卵C，受精一周入内膜，着床发育新个体。

表 3-1 受精及着床

项目	基本要点
精子获能	当精液射入阴道内，精子离开精液经宫颈管进入宫腔与子宫内膜接触后，子宫内膜细胞产生淀粉酶解除精子顶体酶上的“去获能因子”，使精子具有授精的能力
受精	男女成熟的生殖细胞（精子和卵子）结合的过程为受精，受精部位在输卵管壶腹部与峡部连接处，时间约为排卵后 12 h
顶体反应	当精子与卵子相遇，精子顶体外膜与精细胞膜顶端破裂形成小孔释放出顶体酶，溶解卵子外围的放射冠和透明带
受精卵着床	受精第 6 ～ 7 天，晚期囊胚透明带消失后逐渐埋入且被子宫内膜所覆盖的过程为着床
着床过程	① 定位：着床前透明带消失，胚泡黏附在内膜表层 ② 黏着：晚期囊胚黏附在子宫内膜上皮 ③ 穿透：完全埋入子宫且被子宫内膜覆盖
着床必备条件	① 透明带消失 ② 囊胚细胞滋养细胞分化出合体滋养细胞 ③ 囊胚和子宫内膜同步发育且相互配合 ④ 孕妇体内足够的孕酮，以及子宫有一个极短的敏感期允许着床
蜕膜	① 底蜕膜：发育成胎盘的母体部分 ② 包蜕膜：覆盖在囊胚表面，以后与真蜕膜融合 ③ 真蜕膜：覆盖除以上两者外子宫腔其他部分的蜕膜

二、胚胎、胎儿发育特征及胎儿生理特点

胚胎、胎儿发育特征

胎儿发育变化快，每隔四周为一期，器官发生与发育，功能活动亦开启。

表 3-2 胎儿发育概况

妊娠时间	发育情况
4 周末	可辨认胚盘与体蒂
8 周末	身长 9 cm，B 超检查可见早期心管搏动
12 周末	外生殖器已发育，部分胎儿可辨别出性别
16 周末	身长 16 cm，从外生殖器可确定胎儿性别，开始出现呼吸运动
20 周末	身长 25 cm，开始出现吞咽、排尿功能，可听到胎心音
28 周末	身长 35 cm，有呼吸运动，生后易发生呼吸窘迫
32 周末	身长 40 cm，出生后注意护理可以存活
36 周末	身长 45 cm，此时出生基本可存活
40 周末	身长 50 cm，出生后能很好存活

注：孕 20 周前胎儿身长为妊娠月数的平方，孕 20 周后胎儿身长为妊娠月数的 5 倍。

胚胎发育的外形变化

（1）胎儿发育 16 周末

头大尾小像虾米，眼耳口鼻已分清。外生殖器已显现，X 线查显骨影。
头发胎毛遍全身。

（2）胎儿发育 32 周末

能吞会哭会睁眼，脂少皮皱瘦体形，脂多无皱指甲长，皮红面毛已脱净，
胎儿发育八个月，长四重三[1]反应敏。

注：胎儿身长 40 cm，体重约 3 kg。

胎儿生理特点

胎儿器官及系统，不断发育和生长。生理活动有特点，胎儿生命有保障。

表 3-3 胎儿生理特点

器官系统	生理特点
循环系统	① 脐静脉 1 条，脐动脉 2 条 ② 动脉导管位于肺动脉和主动脉弓之间，生后闭锁为动脉韧带 ③ 生后数分钟卵圆孔开始关闭，在生后 6 ~ 8 周完全闭锁
血液系统	① 红细胞生成：来自卵黄囊→肝→骨髓、脾 ② 血红蛋白生成：在原红细胞、幼红细胞和网织红细胞内合成 ③ 白细胞生成：孕 8 周出现粒细胞，孕 12 周胸腺、脾产生淋巴细胞
呼吸系统	母儿血液在胎盘进行气体交换
消化系统	吞咽羊水，吸收营养，排出尿液

续表

器官系统	生理特点
泌尿系统	羊水的重要来源是胎儿尿液
内分泌系统	甲状腺是胎儿发育最早的内分泌腺
生殖系统及性腺分化发育	① 男性胎儿：睾丸发育较早，孕 9 周开始分化→ 14 ～ 18 周形成曲精细管→间质细胞分泌睾酮→促进中肾管发育→睾丸在临产前降至阴囊内 ② 女性胎儿：卵巢发育较晚，孕 11 ～ 12 周分化发育→副中肾管发育→形成阴道、子宫、输卵管，外生殖器向女性分化发育

三、胎儿附属物形成与功能

胎儿附属物

胎盘胎膜和脐带，胎儿泡在羊水中。胎儿附属物四种，维持妊娠建奇功。

表 3-4 胎儿附属物

胎儿附属物	功能
胎盘 （叶状绒毛膜、羊膜、底蜕膜）	① 代谢功能：气体交换，营养物质供应，排出废物 ② 防御功能 ③ 内分泌功能：hCG、HPL、妊娠特异性蛋白、雌激素、孕激素、缩宫素酶、细胞因子、生长因子等，见表 3-5 ④ 免疫功能
胎膜 （绒毛膜和羊膜）	① 维持羊膜腔的完整性 ② 与分娩发动有关
脐带 （脐动脉 2 条、脐静脉 1 条）	① 长 30 ～ 100 cm，平均 55 cm ② 母胎气体交换、营养供给和代谢产物排出的重要通道 ③ 华通胶：保护血管
羊水	① 主要来源：胎儿尿液、胎肺 ② 吸收：胎膜、胎儿吞咽、脐带 ③ 母体、胎儿、羊水三者间保持液体平衡 ④ 量：足月 500 ～ 1000 ml ⑤ 功能：保护胎儿、保护母体

注：hCG，人绒毛膜促性腺激素；HPL，人胎盘生乳素。

胎盘产生的激素及其功能

母胚组织构胎盘，双方物质隔膜换。胎盘绒毛雌激素，维持妊娠防流产。

表 3-5　胎盘产生的主要激素及其功能

胎盘激素	功能
人绒毛膜促性腺激素	①刺激母亲黄体继续分泌孕酮 ②降低淋巴细胞的活力，防止母体对胎儿产生排斥反应，具有安胎效应
人绒毛膜生长素（人胎盘生乳素）	①促进生长 ②催乳（弱）
雌三醇	通过产生前列腺素而增加子宫与胎盘之间的血流量
孕酮	安胎，维持子宫内膜及蜕膜组织，抑制 T 淋巴细胞，防止母体排斥胎儿

四、妊娠期母体的变化

妊娠期母体变化概况

妊娠母体有变化，生殖系统变化大。乳腺发育及长大，产生泌乳做规划。

表 3-6　妊娠期母体变化

器官系统	妊娠期主要变化
生殖系统	①宫体 a. 宫腔逐渐增大→容纳胎儿及其附属物 b. 子宫肌细胞肥大、肌动蛋白↑、肌球蛋白↑→为分娩做准备 c. 子宫血管↑→胎盘绒毛间隙血流量↑→利于母胎物质交换 d. 子宫下段形成 ②卵巢：孕 6 ~ 7 周黄体产生大量雌激素和孕激素，对维持妊娠起重要作用；孕 10 周以后，黄体功能被胎盘取代 ③阴道、外阴、盆底及子宫支持组织也发生相应改变
乳房变化	发育长大，为产后授乳做准备
循环系统	①心脏：向上、向左并向前方移位，心率增加 10 ~ 15 次 / 分 ②心排血量增加：孕 32 ~ 34 周时达高峰（增加 40%） ③血压：孕早中期↓，孕晚期↑，妊娠仰卧位低血压综合征
血液系统	血容量增加，孕 32 ~ 34 周时达高峰；血液处于高凝状态
呼吸系统	孕晚期以胸式呼吸为主，黏膜增厚、充血水肿，易发生感染
泌尿系统	①肾血流量及肾小球滤过率增加，出现妊娠生理性糖尿 ②肾盂及输尿管扩张，尿流缓慢→肾盂积水、肾盂肾炎 ③排尿次数增多，常出现尿频及尿失禁
消化系统	胃酸反流导致上腹部饱胀感，胃部“烧心”感，便秘；并发胆囊炎及胆结石；盲肠及阑尾向外上方移位
内分泌系统	妊娠期母儿的甲状腺激素之间互不干扰；孕妇血浆钙浓度降低；胎盘合成的胎盘生乳素、雌激素、孕酮、胎盘胰岛素酶等都具有抗胰岛素的功能，出现糖耐量试验异常或糖尿病，称妊娠期糖尿病

续表

器官系统	妊娠期主要变化
皮肤	妊娠黄褐斑，妊娠纹
骨骼关节及韧带	① 耻骨联合分离，导致疼痛、活动受限 ② 骶髂关节及骶尾关节松弛，有一定活动性，有利于分娩
其他变化	妊娠足月时体重平均增加 12.5 kg；基础代谢率增加；正氮平衡；空腹血糖略低，饭后高血糖和高胰岛素血症；液体潴留

第四章　妊娠诊断

一、早期妊娠的诊断

早期妊娠的诊断

宫大柔软颈紫蓝，停经恶呕尿频频。尿中出现 hCG，B 超检查可助诊。

表 4-1　早期妊娠的诊断

项目	基本要求
症状	停经，即早孕反应；尿频；乳房变化
体征	子宫增大、变软；黑加征
辅助检查	妊娠试验阳性；基础体温测定；B 超显示妊娠囊（停经 5 周）；胎心搏动（停经 7 周）

注：早期妊娠指妊娠 12 周末以前。

二、中晚期妊娠的诊断

中晚期妊娠的诊断

胎动胎音与胎体，四五月后可感知。腹部摄片见胎骨，B 超宫胎能显示。

表 4-2　中晚期妊娠的诊断

项目	基本要点
症状	腹部可触及增大的子宫及胎体，胎动（孕 18 ~ 20 周），闻及胎心音
辅助检查	B 超

注：中期妊娠指妊娠 13 ~ 27 周末，晚期妊娠指妊娠 28 周以后。

妊娠周数与宫底高度的检查

四月可平髂前嵴，五月脐下一两指，六月基本能平脐，七月脐上两三指，

八月脐剑中位置，九月剑突下两指，十月降回八月时。

表 4-3　不同妊娠周数宫底高度及子宫长度

妊娠周数	妊娠月数	尺测耻上子宫长度（cm）	手测宫底高度
≤8 周	≤2 个月		子宫在盆腔中
12 周末	3 个月末	5	耻骨上 2 ~ 3 横指
16 周末	4 个月末	10	脐与耻骨之间
20 周末	5 个月末	18（15.3 ~ 21.4）	脐下 1 横指
24 周末	6 个月末	24（22.0 ~ 25.1）	脐上 1 横指
28 周末	7 个月末	26（22.4 ~ 29.0）	脐上 3 横指
32 周末	8 个月末	29（25.3 ~ 32.0）	剑突与脐之间
36 周末	9 个月末	32（29.8 ~ 34.5）	剑突下两横指
40 周末	10 个月末	33（30.0 ~ 35.3）	剑突与脐之间或略高

三、胎姿势、胎产式、胎先露、胎方位

胎姿势常用术语

胎先露、胎姿势、胎方位、胎产式，胎儿姿势和位置，四个术语来表示。

表 4-4　胎姿势、胎产式、胎先露、胎方位

名词术语	基本概念
胎姿势	妊娠 32 周后，胎儿生长快，宫内活动空间相对减少，胎儿一般保持胎头俯曲，颏部贴近胸壁，脊柱略前弯，四肢屈曲交叉于胸前的姿势，以减小体积与表面积
胎产式	胎产式是胎儿身体纵轴与母体纵轴之间的关系，两轴平行的为纵产式，两轴垂直的为横产式
胎先露	最先进入骨盆入口的胎儿部分称为胎先露。纵产式有头先露和臀先露，横产式为肩先露
胎方位	胎方位是指胎儿先露部的指示点与母体骨盆间的关系，如枕先露以枕骨、臀先露以骶骨、肩先露以肩胛骨为指示点

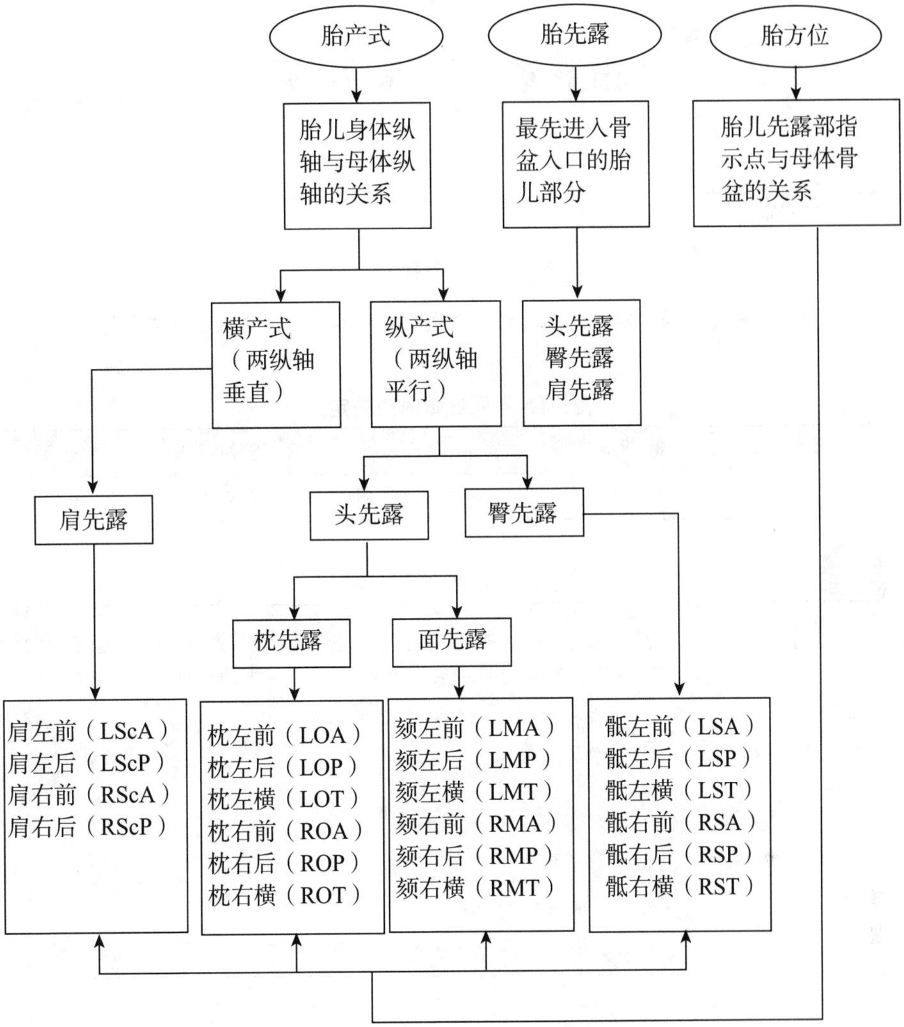

图 4-1 胎产式、胎先露和胎方位的种类及关系

妊娠 28 ~ 32 周后胎儿在子宫内的姿势和位置相对恒定。临床上分别用胎姿势、胎产式、胎先露、胎方位描述胎儿在了宫内具体的姿势和位置。最常见的胎先露为枕先露，胎方位为枕左前位。分娩期胎先露、胎方位的类型有利于判断胎儿能否具备阴道分娩条件

第五章 异常妊娠

一、自然流产

流产概况

妊娠终止七月前，腹痛阴血共同点。先兆完全不完全，稽留习惯与难免。

表 5-1 不同妊娠时限的定义

	早期流产	晚期流产	早产	足月妊娠	过期妊娠
孕周	＜12 周	12～不满 28 周	28～不满 37 周	37～不满 42 周	≥42 周

表 5-2 自然流产的病因

病因	说明
胚胎因素	胚胎或胎儿染色体异常是早期流产最常见的原因
母体因素	① 全身性疾病：孕妇患全身性疾病，有可能导致流产 ② 生殖器官异常 ③ 内分泌异常 ④ 强烈应激与不良习惯 ⑤ 免疫功能异常
父亲因素	有研究证实精子的染色体异常可以导致自然流产
环境因素	过多接触放射线和某些化学物质，均可能引起流产

自然流产的诊断

停经流血下腹痛，B 超未见胎心动。

表 5-3 自然流产的诊断

诊断	说明
临床表现	① 停经 ② 阴道流血和腹痛 a. 早期流产者：先阴道出血，后阵发性下腹痛，排出胚胎后腹痛、阴道流血止 b. 晚期流产者：经阵发性子宫收缩，排出胎儿及胎盘，同时出现阴道流血

续表

诊断	说明
体格检查	① 生命体征：有无贫血及急性感染征象 ② 了解宫颈是否扩张、有无妊娠物堵塞或羊膜囊膨出 ③ 子宫有无压痛、与停经时间是否相符，双附件有无压痛、包块
辅助检查	① B 超：孕囊大小、形态、胎心搏动 ② 妊娠免疫试验：连续测定血 β-hCG ③ 其他：孕激素、hPL 的连续监测，习惯性流产者行夫妇双方染色体检查

先兆流产

少量阴血轻腹痛，宫大妊周都相同，宫口未开妊免阳，B 超仍有胎音动。

安胎为主绒性素，镇静维 E 黄体酮。

难免流产与不全流产

阴血腹痛皆加重，宫口开大是难免。排胎留盘血不停，宫小口开为不全。

催产缩宫抗感染，刮宫止血为关键。

完全流产

胎块全排流血停，宫口关闭痛为零。子宫复原妊免阴，预防感染勿担心。

稽留流产（过期流产）

胎死两月仍停留，反复阴血流不休。子宫缩小妊免阴，大血穿孔有担忧。

先用三天雌激素，刮宫引产备急救。

表 5-4 各型流产的鉴别诊断及处理

流产类型	临床表现		妇科检查			处理
	出血量	下腹痛	组织排出	宫颈口	子宫大小	
先兆流产	少	无或轻	无	关闭	与孕周相符	① 卧床休息，禁止性生活，补充维生素 E ② 黄体功能不足：补充黄体酮，必要时采用 hCG 保胎 ③好转可继续妊娠，加重则终止妊娠
难免流产	增多	加重	无	松弛或扩张	相符或缩小	① 一旦确诊，及早排出妊娠物 ② 抗生素预防感染
不全流产	多	减轻	有	松弛、有物堵塞	略小	① 输液、输血同时立即清除妊娠物 ② 抗生素预防感染

续表

流产类型	临床表现		妇科检查			处理
	出血量	下腹痛	组织排出	宫颈口	子宫大小	
完全流产	少或无	无	全部排出	关闭	基本正常	如无感染可不予特殊处理
稽留流产	有或无	有或无	无	关闭	小于孕周	行凝血功能检查，备血、输液条件下行刮宫术
流产合并感染	有	有	有或无	有恶臭分泌物	增大、压痛	迅速控制感染，尽快清除宫内残留物

注：另有复发性流产，指连续自然流产 3 次或 3 次以上。

二、异位妊娠

异位妊娠概况

停经突发腹剧痛，下腹包块且反跳。宫颈举痛穹窿满，穿窿有血阴血少。

妊免可阳红球低，诊刮蜕膜无绒毛。

表 5-5 异位妊娠的临床表现（四大主症）

临床表现	说明
停经史	多有 6 ~ 8 周停经史
阴道流血	常有不规则阴道流血，色暗红或深褐，可伴有蜕膜、管型或碎片排出
腹部包块	输卵管妊娠流产或破裂形成血肿，可与周围组织或器官粘连形成腹部包块
腹痛	
异位妊娠未破裂或未流产	一侧下腹部隐痛或酸胀痛
异位妊娠破裂或流产	① 腹痛：突然出现，持续或间歇，一侧或双侧刺痛/撕裂样痛 ② 腹腔内出血：刺激腹膜→痛性晕厥，恶心，呕吐；刺激膈肌→肩胛部放射痛，胸痛，全腹痛；出血→血容量减少，休克，贫血；出血积聚于直肠子宫陷凹，肛门坠胀，下腹压痛，举痛，摇摆痛

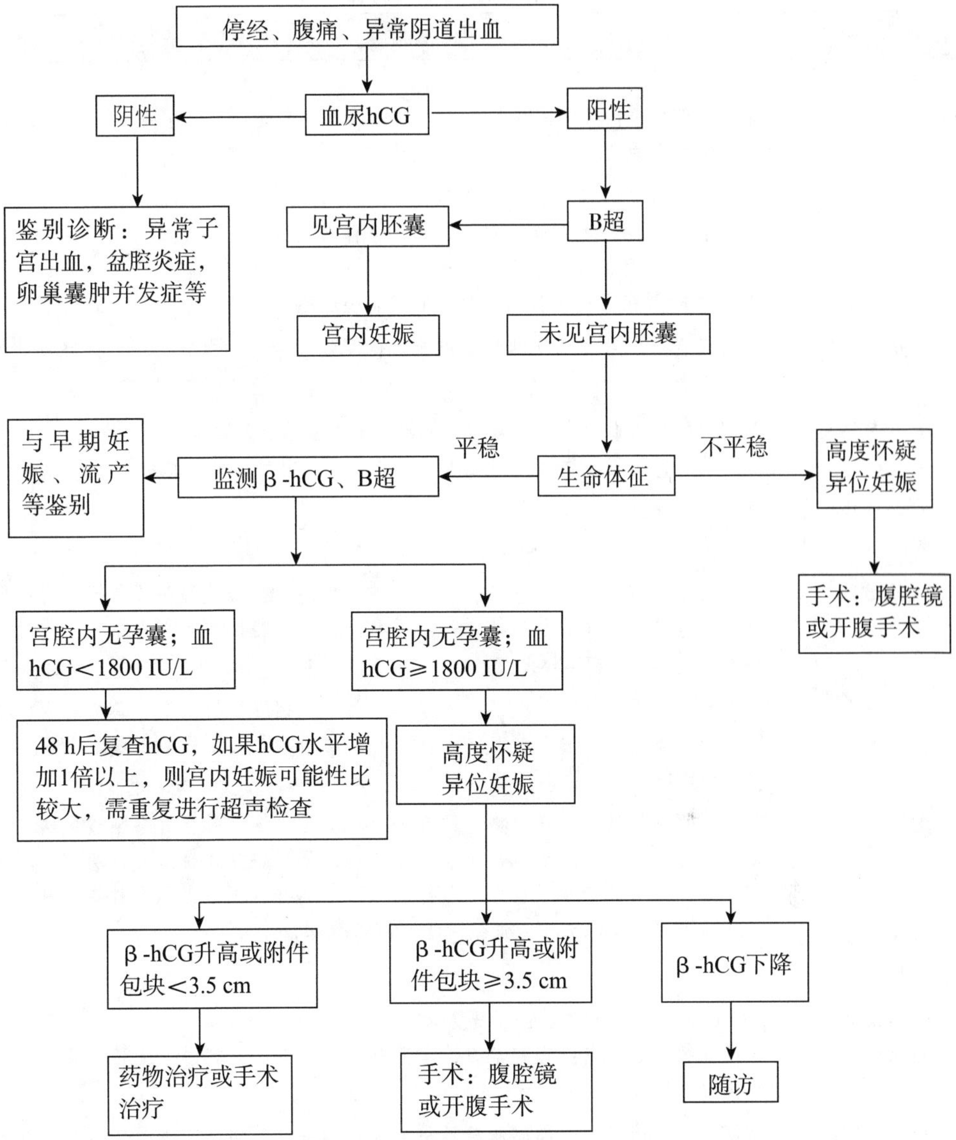

图 5-1　异位妊娠的诊治流程

输卵管妊娠

异位妊娠输卵管，临床表现最经典。药物治疗和手术，根据病情来挑选。

表 5-6 输卵管妊娠概况

项目	说明
症状	
停经	除间质部妊娠停经时间较长外，大都停经 6 ～ 8 周，一般在停经后发生腹痛、阴道出血等症状，但 20% 左右的患者主诉并无停经史
腹痛（主要）	① 破裂前常表现为一侧下腹部隐痛 ② 破裂时突感一侧下腹撕裂样疼痛，常伴恶心、呕吐 ③ 血液局限时表现为下腹局部疼痛 ④ 血液积聚在直肠子宫陷凹时，肛门有坠胀感
阴道出血	胚胎死亡后，常有不规则阴道出血，色深褐，量少，一般不超过月经量，但淋漓不净
晕厥与休克	腹腔内急性出血→血容量减少及剧烈腹痛→重者出现休克 出血越多、越急，症状出现越迅速、越严重，但与阴道出血量不成正比
腹部包块	见于形成血肿时间较久者
体征	
一般情况	腹腔内出血较多时，呈贫血貌。可出现面色苍白、四肢湿冷、脉搏快而细弱及血压下降等休克症状。体温一般正常，休克时略低，腹腔内血液吸收时可稍升高，但不超过 38℃
腹部检查	下腹部有明显压痛及反跳痛，尤以患侧为剧，但腹肌紧张较腹膜炎时的板状腹为轻，出血较多时叩诊有移动性浊音，历时较长后形成血凝块，下腹可触及软性肿块，反复出血使肿块增大、变硬
盆腔检查	阴道后穹窿饱满，触痛。将宫颈轻轻上抬或左右摇动时可引起剧烈疼痛，称为宫颈举痛；内出血多时，子宫有漂浮感；子宫一侧或后方可触及肿块，触痛明显，间质部妊娠子宫大小与停经月份基本符合，但轮廓不对称，患侧子宫角部突出，破裂所致的征象与子宫破裂极相似
辅助检查	
hCG 测定	β-hCG 测定是早期诊断的重要方法
超声诊断	异位妊娠声像特点：宫腔空虚，宫旁有一低回声区；其内探及胚芽及原始心管搏动可确诊
后穹窿穿刺	简单可靠，由于腹腔内血液最易积聚在直肠子宫陷凹，即使血量不多，也能经后穹窿穿刺，抽出暗红色不凝血说明腹腔内积血存在
腹腔镜检查	诊断金标准，还可用于治疗，适用于原因不明的急腹症鉴别及输卵管妊娠尚未破裂或流产早期。大量内出血或伴休克者禁做
子宫内膜病理检查	诊断性刮宫仅适用于阴道出血较多的患者，目的是排除宫内妊娠；宫腔排出物应常规送病理，切片中如见绒毛，可诊断为宫内妊娠；如仅见蜕膜而无绒毛，虽应考虑为异位妊娠，但不能确诊
鉴别诊断	见表 5-7
治疗	见表 5-8

表 5-7　输卵管妊娠的鉴别诊断

	输卵管妊娠	流产	急性输卵管炎	急性阑尾炎	黄体破裂	卵巢囊肿蒂扭转
停经	多有	有	无	无	多无	无
腹痛	突然撕裂样剧痛	下腹中央阵发性坠痛	两下腹持续性疼痛	转移性右下腹痛	下腹一侧突发性疼痛	下腹一侧突发性疼痛
阴道流血	量少，暗红色，有蜕膜管型排出	量多，有绒毛排出	无	无	无或出血如月经	无
休克	与外出血不成正比	与外出血成正比	无	无	无或轻	无
体温	正常	正常	升高	升高	正常	稍高
盆腔检查	宫颈举痛，直肠子宫陷凹有肿块	宫口开，子宫增大、变软	举宫颈时两侧下腹疼痛	无肿块触及	一侧附件压痛	宫颈举痛，卵巢肿块，蒂压痛
白细胞计数	正常或稍高	正常	升高	升高	正常或稍高	稍高
血红蛋白	下降	正常或下降	正常	正常	下降	正常
阴道后穹窿穿刺	可抽出不凝血	阴性	可抽出渗出液或脓液	阴性	可抽出血液	阴性
hCG 检测	多阳性	多阳性	阴性	阴性	阴性	阴性
B 超	一侧附件低回声区，内有妊娠囊	宫内可见妊娠囊	两侧附件低回声区	子宫附件无异常	一侧附件低回声区	一侧附件低回声区，边缘清，有条索状蒂

表 5-8　输卵管妊娠的治疗

治疗	基本要点
期待疗法	注意生命体征、腹痛变化，行 B 超、β-hCG 监测 适应证：① 疼痛轻微，出血少，随诊可靠 ② 无输卵管妊娠破裂的证据 ③ 血 β-hCG ＜ 1000 U/L，且继续下降 ④ 输卵管妊娠包块＜ 3 cm 或未探及 ⑤ 无腹腔内出血

续表

治疗	基本要点
药物治疗	
化学药物治疗	适应证：① 无药物治疗的禁忌 ② 输卵管妊娠未破裂或流产 ③ 包块直径≤ 4 cm ④ β-hCG ＜ 2000 U/L ⑤ 无明显内出血 药物：常用甲氨蝶呤，一般全身用药；机制是抑制滋养细胞增生破坏绒毛，使胚胎脱落吸收而避免手术；用药期间应检测 B 超和 β-hCG
中药治疗	机制：活血化瘀、消除症状
手术治疗	适应证：① 确诊输卵管妊娠破裂或流产者，有休克表现；生命体征不稳定或有腹腔出血征象者 ② 诊断不明确 ③ 异位妊娠有进展者（如 β-hCG 处于高水平） ④ 随诊不可靠者 ⑤ 期待疗法或药物治疗有禁忌证者 手术方式：① 根治手术：适用于内出血并发休克的急症患者，采取边抗休克边手术的方法 ② 保守手术：适用于有生育要求的年轻妇女，特别是对侧输卵管已切除或输卵管有明显病变者 ③ 腹腔镜：主要方法，直视下穿刺妊娠囊，吸出部分囊液注入甲氨蝶呤

少见部位妊娠

卵巢腹腔子宫颈，异位妊娠亦可能。临床表现有特点，手术治疗应施行。

表 5-9　少见部位妊娠的临床特征

	卵巢妊娠	腹腔妊娠	宫颈妊娠
受精卵着床发育部位	卵巢	腹腔	宫颈
临床表现	与输卵管妊娠相似	早期可有输卵管妊娠症状，缓解以后腹部渐增大，常感腹痛，胎体易触及，近临产宫口不能扩张	有停经及早孕反应，出现无痛性阴道出血，一般由少到多，可间歇性大量出血，体检可见宫颈大呈紫蓝色，子宫体大小正常
B 超所见	与输卵管妊娠相似	可见宫腔空虚，子宫与胎儿分离，子宫外可见胎盘组织	可见妊娠囊位于宫颈管内，子宫腔内空虚

续表

	卵巢妊娠	腹腔妊娠	宫颈妊娠
治疗方法	手术行卵巢部分切除	手术剖腹取出胎儿及胎盘，注意谨慎处理胎盘，为防止剥离时引起致命大出血，必要时可将胎盘留在腹腔内	先行MTX化疗，再行宫颈管搔刮术，若出血不止，可行双侧髂内动脉结扎术或全子宫切除术

三、早产

早产及其处理

妊娠28～37周，规律宫缩欲早产。卧床休息抑宫缩，控制感染防早产。

新生儿呼窘迫征，皮质激素可预防。

表5-10 早产的病因

病因	说明
胎膜早破、绒毛膜羊膜炎	30%～40%的早产与此有关
下生殖器、泌尿道感染	B族链球菌、沙眼衣原体、支原体感染所致，如急性肾盂肾炎等
妊娠并发症、合并症	妊娠高血压、妊娠合并心脏病、妊娠肝内胆汁淤积症、慢性肾炎等
子宫膨胀过度、胎盘因素	多胎妊娠、羊水过多、前置胎盘、胎盘早剥等
子宫畸形	纵隔子宫、双角子宫等
宫颈内口松弛	

表5-11 早产的诊断

诊断	说明
病史、症状及体征	① 妊娠满28周至不满37周 ② 规律宫缩：20 min内≥4次，或60 min内≥8次 ③ 宫颈管缩短≥75% ④ 宫颈管进行性扩张2 cm以上
阴道B超检查（宫颈长度、宫颈内口漏斗形成情况）	如宫颈内口漏斗长度大于宫颈总长度的25%，或功能性宫颈内口长度＜30 cm，提示早产可能性大
阴道后穹窿棉拭子检测[胎儿纤维连接蛋白（fFN）]	如妊娠20周后，宫颈、阴道分泌物中fFN＞50 ng/ml，提示早产可能性大

表5-12 早产的治疗

治疗要点	说明
卧床休息	左侧卧位→减少宫缩频率→利于增加子宫血流量，改善胎盘功能，加强胎儿氧供及营养

续表

治疗要点	说明
药物治疗	
抑制宫缩	① β 受体激动剂：利托君、沙丁胺醇 ② 硫酸镁：注意呼吸、尿量、膝反射 ③ 钙通道阻滞药：硝苯地平，注意孕妇心率、血压 ④ 前列腺素合成酶抑制剂：吲哚美辛，密切监测羊水量及胎儿动脉导管血流量
抗感染	特别适用于行阴道分泌物培养，提示 B 族链球菌阳性或羊水细菌培养阳性，以及泌尿道感染者
预防新生儿呼吸窘迫综合征	对 35 周前的早产新生儿应用肾上腺糖皮质激素，促进胎儿肺成熟
早产分娩处理	自然分娩：第二产程行会阴侧切缩短产程，预防早产儿颅内出血 剖宫产分娩：需在评估早产儿存活可能性的基础上加以权衡

四、过期妊娠

过期妊娠及其处理

妊娠超过 42 周，过期妊娠可确定。阴道分娩或剖宫，终止妊娠应进行。

表 5-13 过期妊娠的病因

病因	说明
雌、孕激素比例失调	雌激素↓，孕激素↑，抑制前列腺素及催产素作用
子宫收缩刺激反射减弱	头盆不称或胎位异常，先露部不能与子宫下段及宫颈密切接触，反射性子宫收缩减少
胎儿畸形	无脑儿垂体缺如，促肾上腺皮质激素（ACTH）↓→胎儿肾上腺皮质萎缩→雌激素前体物质分泌↓→雌激素↓
遗传激素	胎盘硫酸酯酶缺乏症，缺乏此酶使胎儿产生的 16α - 羟基脱氢表雄酮不能去硫酸根→ E_2 ↓，E_3 ↓→血中雌激素↓

表 5-14 过期妊娠对母儿的影响

对母儿的影响	说明
对围生儿的影响	成熟障碍、胎儿窘迫、新生儿窒息、胎粪吸入综合征等发生率↑
对母体的影响	因胎儿窘迫、巨大儿等使母体产伤及手术产概率↑

表 5-15　过期妊娠的诊断

诊断方法	说明
核实孕周	
以末次月经计算	月经规则，周期 28 天，以 LMP 第一日计算，停经≥ 42 周（294 天）尚未分娩者
据排卵日计算	据基础体温提示的排卵期推算预产期，排卵后≥ 280 天仍未分娩者
B 超确定孕周	妊娠 20 周内，B 超对确定孕周有重要意义
其他	妊娠最初血、尿 hCG 增高时间，早孕反应出现时间，胎动开始时间，早孕期妇检发现的子宫大小均有助于推算预产期
判断胎盘功能	
胎动计数	妊娠 42 周后，胎动计数＜ 10 次 /12 小时或逐日下降≥ 50%，提示胎儿缺氧
胎儿电子监护仪	无应激试验（NST）、催产素激惹试验（OCT），配合 B 超检查监测
B 超检查	每周 1 ～ 2 次观察羊水量、胎动、胎儿呼吸运动、胎儿肌张力。羊水减少提示胎儿慢性缺氧
尿 E_3、E/C 比值	隔日检测一次，如 E/C 比值＜ 10 或 42 h 尿 E_3 ＜ 10 mg，提示胎盘功能不良
羊膜镜检查	观察羊水颜色，了解羊水有无胎粪污染

表 5-16　过期妊娠的处理——积极终止妊娠

处理方法	说明
阴道分娩 （无胎儿窘迫、无明显头盆不称）	Bishop 评分＜ 7 分，促宫颈成熟 Bishop 评分≥ 7 分，引产
剖宫产	① 胎盘功能不良，胎儿贮备力差，不能耐受宫缩者 ② 巨大儿，胎儿体重≥ 4000 g，特别是＞ 4500 g ③ 合并胎位异常，如臀先露者 ④ 妊娠合并症及并发症，如糖尿病、妊娠高血压 ⑤ 产时胎儿窘迫，短时间内不能经阴道结束分娩者

第六章　妊娠特有疾病

一、妊娠期高血压

妊娠高血压综合征的诊断

轻度水肿血压高，中度出现蛋白尿。重度三项都加重，子痫抽搐可先兆。

尿液蛋白呈阳性，视膜水肿动脉小。

表 6-1　妊娠高血压综合征的临床表现

临床表现	说明
高血压	高血压是指收缩压≥140 mmHg 和（或）舒张压≥90 mmHg；间隔 4 h 以上两次测量血压均高方可诊断为高血压
蛋白尿	蛋白尿指尿蛋白≥0.3 g/24 h 或间隔 6 h 两次随机尿蛋白定性超过（+）
水肿	体重异常增加，有自踝部逐渐向上延伸的凹陷性水肿
其他症状	是反映各脏器损伤的表现，也是区分轻度和重度子痫前期的指标，见表 6-2

表 6-2　轻度子痫前期和重度子痫前期的区别

	轻度	重度
血压	≥140/90 mmHg	≥160/110 mmHg
尿蛋白定性	微量或（+）	（++）以上
尿蛋白定量	≥0.3 g/24 h	≥2 g/24 h
头痛	无	有
视物模糊	无	有
上腹部疼痛	无	有
少尿	无	有
抽搐	无	有（子痫）
血肌酐	正常	升高
血小板减少	无	有
肝酶升高	无	有
胎儿生长受限	无	有
肺水肿	无	有
微血管病性溶血	无	可有

妊娠高血压综合征的类型

妊娠期间高血压，临床类型分五种。鉴别诊断要留意，临床表现多相同。

表 6-3　妊娠期高血压疾病各类型的诊断要点

	妊娠期高血压	轻度子痫前期	重度子痫前期	慢性高血压并发子痫前期	妊娠合并慢性高血压
孕前高血压	无	无	无	有	有
孕期高血压	孕 20 周后出现高血压：160 mmHg＞收缩压≥140 mmHg 或 110 mmHg＞舒张压≥90 mmHg	孕 20 周后出现高血压：160 mmHg＞收缩压≥140 mmHg 或 110mmhg＞舒张压≥90 mmHg	孕 20 周后出现高血压：收缩压≥160 mmHg 或舒张压≥110 mmHg	孕前或孕 20 周前发现高血压，孕期血压进一步升高	孕前或孕 20 周前发现高血压，孕期血压未继续升高
产后血压	产后 12 周内血压恢复正常	产后 12 周内血压恢复正常	产后 12 周内血压恢复正常	高血压持续到产后 12 周后	高血压持续到产后 12 周后
尿蛋白	＜300 mg/24 h 或（-）	2.0 g/24 h＞尿蛋白≥300 mg/24 h 或（+）	尿蛋白≥2.0 g/24 h 或（++）以上	孕 20 周前尿蛋白阴性，孕期出现尿蛋白或孕 20 周前尿蛋白阳性，孕期继续增加	尿蛋白阴性或尿蛋白阳性但孕期未继续增加
其他系统器官受累（肾、脑、肝、心、血液、胎盘、胎儿等）	无	无	血清肌酐升高，少尿、无尿，头痛、视觉障碍，肝功能障碍，心力衰竭、肺水肿，血小板减少，胎儿生长受限或羊水过少，胎盘早剥	可有	一般无

注：① 子痫：妊娠期高血压疾病（不一定是重度子痫前期）孕妇抽搐不能用其他原因解释。

② 高血压孕妇伴发单个或多个器官受累，考虑诊断为重度子痫前期。

表 6-4　常见妊娠期高血压疾病的鉴别诊断

项目	子痫前期	原发性高血压合并妊娠	慢性肾炎合并妊娠	癫痫合并妊娠
既往史	无高血压病史	有高血压病史	可有急、慢性肾炎史	有癫痫发作史
年龄与胎次	年轻初产妇多	年龄较大者多见	30 岁以下多见	无特殊
发病时间	孕 20 周后	孕前或孕 20 周内	孕前或孕 20 周内	孕前或孕 20 周内
血压水平	常 < 200/120 mmHg	可 > 200/120 mmHg	依病情而定	无改变
水肿	从足踝向上，也可无	无	自眼睑开始，显著	无
眼底小动脉	痉挛，视网膜水肿	变细，有压迹	硬化屈曲，有压迹，可有渗出	无变化
脑电图异常	无	无	无	无
血液检查	尿酸增高	正常妊娠改变	低蛋白血症、高胆固醇血症和肾功能异常	正常
尿常规	尿蛋白（+）～（++++），可有少量透明管型，严重时有红细胞	正常	尿蛋白（+++）～（++++），可见各种管型和多量红细胞	正常
产后 12 周	血压正常，尿蛋白阴性	血压仍高	血压仍高，尿蛋白仍存在	无特殊

妊娠高血压综合征的治疗

解痉首选硫酸镁，降压镇静应利尿。右旋糖酐白蛋白，扩容消肿疗效好。
积极治疗未见效，终止妊娠可转好。

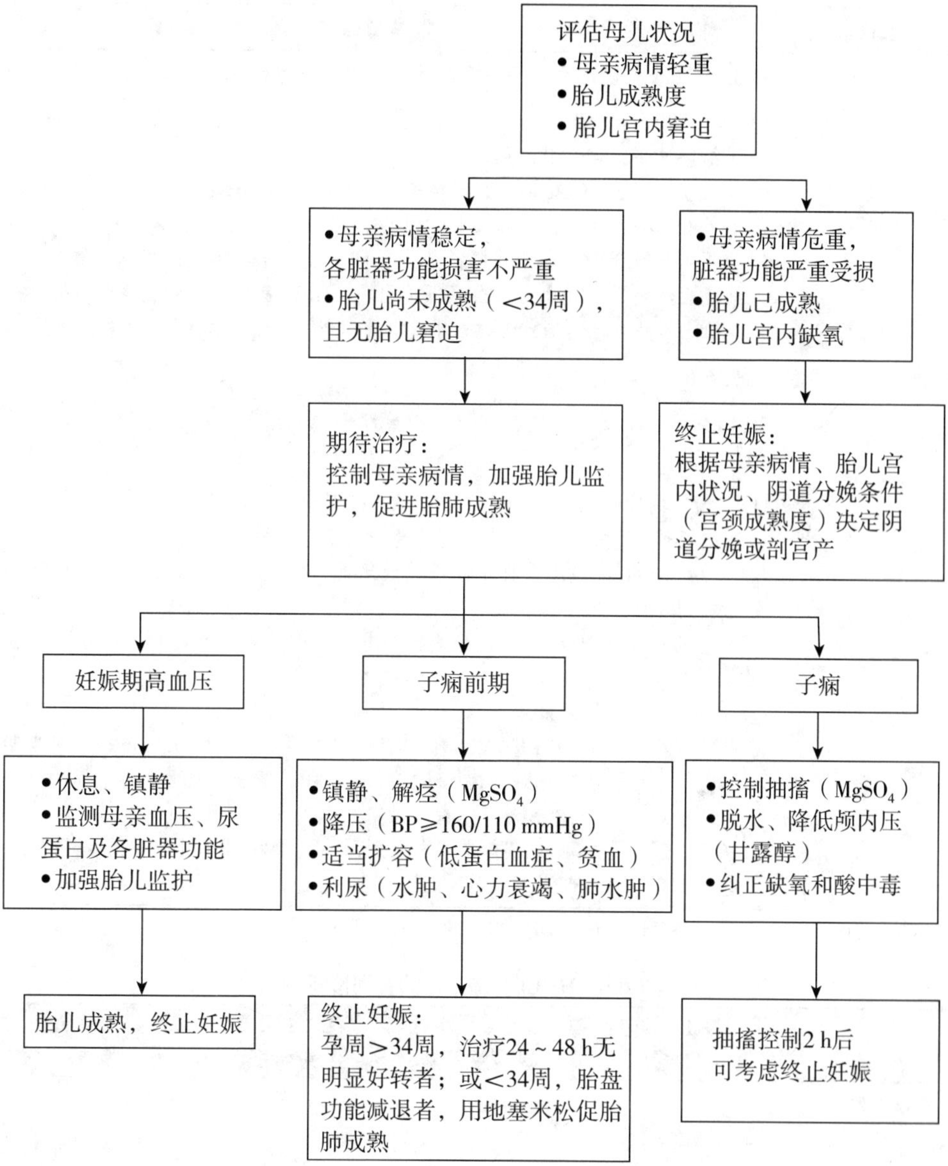

图 6-1　妊娠期高血压疾病的治疗流程图

HELLP 综合征的诊断和治疗

易发血管内溶血，肝酶升高小板少。及时输液血小板，皮质激素有疗效。

终止妊娠应及时，具体细节处理好。

表 6-5 HELLP 综合征概况

项目	基本要点
特点	HELLP 综合征以溶血、肝酶升高及血小板减少为特点，常危及母儿生命
诊断标准	① 血管内溶血：外周血涂片见破碎红细胞、球形红细胞，胆红素≥ 20.5 μmol/L，血清结合珠蛋白＜ 250 mg/L ② 肝酶升高：ALT ≥ 40 U/L 或 AST ≥ 70 U/L，LDH 水平升高 ③ 血小板减少：血小板计数＜ 100×10^9/L LDH 升高和血清结合珠蛋白降低是诊断 HELLP 综合征的敏感指标，常在血清未结合胆红素升高和血红蛋白降低前出现。HELLP 综合征应注意与血栓性疾病、血小板减少性紫癜、溶血性尿毒症性综合征、妊娠急性脂肪肝等相鉴别
鉴别诊断	见表 6-6
治疗	HELLP 综合征必须住院治疗。在按重度子痫前期治疗的基础上，采取其他治疗措施，包括如下内容： ① 有指征的输注血小板和使用肾上腺皮质激素 a. 血小板＜ 50×10^9/L，可考虑肾上腺皮质激素治疗 b. 血小板＜ 50×10^9/L，且血小板数量迅速下降或者存在凝血功能障碍时应考虑备血及血小板 c. 血小板＜ 50×10^9/L，阴道分娩前强烈建议输注血小板，剖宫产前建议输注血小板 ② 适时终止妊娠 a. 时机：绝大多数 HELLP 综合征患者应在积极治疗后终止妊娠。只有当胎儿不成熟且母胎病情稳定的情况下方可在三级医疗单位进行期待治疗 b. 分娩方式：HELLP 综合征患者可酌情放宽剖宫产指征 c. 麻醉：因血小板减少，有局部出血危险，故禁做阴部阻滞和硬膜外麻醉。阴道分娩宜采用局部浸润麻醉，剖宫产宜采用局部浸润麻醉或全身麻醉

注：ALT，谷丙转氨酶；AST，谷草转氨酶；LDH，乳酸脱氢酶。

表 6-6 HELLP 综合征的鉴别诊断

	HELLP 综合征	血栓性血小板减少性紫癜	溶血性尿毒症综合征	妊娠期急性脂肪肝
主要损害器官	肝	神经系统	肾	肝
妊娠期	中、晚孕期	中孕期	产后	晚孕期
血小板	↓	↓	↓	正常 / ↓
PT/APTT	正常	正常	正常	↓
溶血	+	+	+	+/–
血糖	正常	正常	正常	↓
纤维蛋白原	正常	正常	正常	↓↓
肌酐	正常 / ↑	↑	↑	↑

注：PT：凝血酶原时间；APTT：活化部分凝血活酶时间。

二、妊娠期肝内胆汁淤积症

妊娠期肝内胆汁淤积症概况

妊娠瘙痒和黄疸，危害胎儿易死亡。休息利胆保护肝，胎儿监护记心上。

表 6-7　妊娠期肝内胆汁淤积症（ICP）概况

项目	基本要点
临床表现	
瘙痒	孕晚期发生的无皮肤损伤的瘙痒，呈持续性，白昼轻，夜间加剧，分娩后消失
黄疸	部分患者出现轻度黄疸，不随孕周增加而加重；有无黄疸与胎儿的预后关系密切
皮肤抓痕	四肢皮肤出现因瘙痒所致条状抓痕
其他	一般无明显消化道症状，严重瘙痒时可引起失眠和疲劳、恶心、呕吐、食欲减退及脂肪痢
诊断	
临床表现	孕晚期出现瘙痒、黄疸等不适
实验室检查	① 血清胆汁酸测定：是早期诊断最敏感的方法，对判断病情、监护和处理均有参考价值 ② 肝功能测定：大部分患者 ALT、AST 升高，为正常水平的 2 ～ 10 倍；部分患者胆红素轻、中度升高，很少超过 85.5 μmol/L，其中直接胆红素占 50% 以上 ③ 病理检查：肝组织活检肝细胞无明显炎症或变性表现，仅肝小叶中央区胆红素轻度淤积，毛细胆管胆汁淤积及胆栓形成 ④ 分娩后瘙痒症状消失，肝功能恢复正常
对母儿的影响	
对孕妇的影响	孕妇对脂溶性维生素 K 的吸收减少，使凝血功能异常，导致产后出血
对胎儿和新生儿的影响	胆汁酸毒性作用使围生儿发病率和死亡率明显增高
治疗原则	
一般处理	卧床休息，左侧卧位，保肝治疗，定期复查肝功能
药物治疗	熊去氧胆酸、*S*- 腺苷甲硫氨酸、地塞米松
辅助治疗	方法有护肝治疗、改善瘙痒症状、应用维生素 K 及中药治疗
产科处理	① 产前监护：注意监测胎儿宫内缺氧的发生 ② 适时终止妊娠：ICP 不是剖宫产指征，建议妊娠 37 ～ 38 周引产，积极终止妊娠，产时加强胎儿监护；对重度 ICP 治疗无效，合并多胎、重度子痫前期等，可行剖宫产终止妊娠

三、妊娠期糖尿病

妊娠期糖尿病及其处理

妊娠期间糖尿病，母子双方均受害。降糖要用胰岛素，口服降糖药不采。

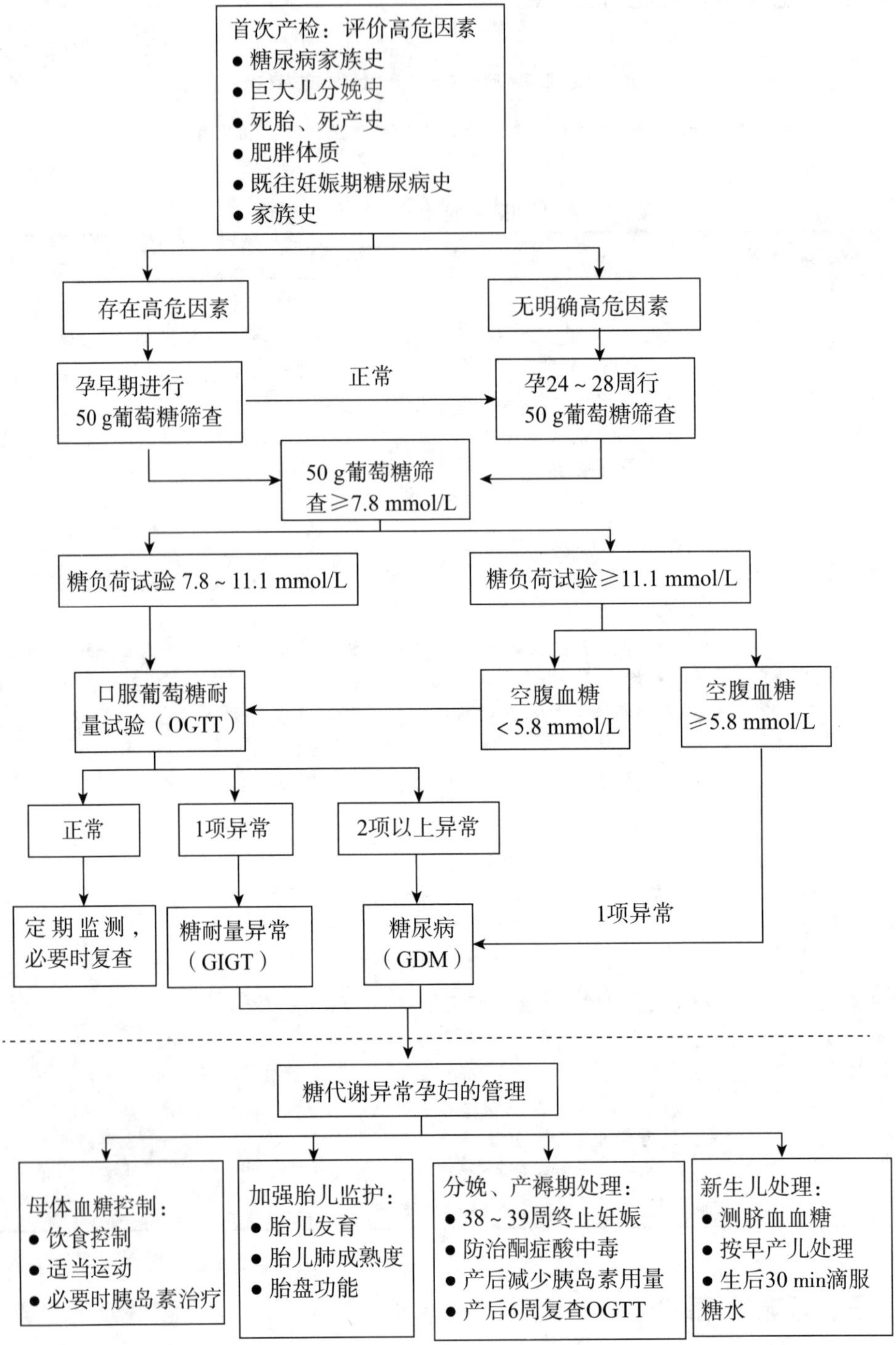

图 6-2　妊娠期糖尿病的诊治流程

四、妊娠剧吐

妊娠剧吐及其处理

早孕纳差与剧吐，脱水少尿酸中毒。肌注 B6 冬眠灵，液体维 C 静脉入。

表 6-8　妊娠剧吐概况

项目	基本要点
病因	① 精神、社会因素 ② hCG 水平增高 ③ 幽门螺杆菌感染
临床表现及诊断	早孕反应加重，呕吐严重不能进食，导致如下症状： ① 失水：体重下降，皮肤干燥，脉搏细数，尿量减少 ② 电解质、酸碱平衡失调：低钾血症，代谢性酸中毒，尿酮体阳性 ③严重维生素缺乏：维生素 B_1 缺乏，慢性酒精中毒性（Wernicke）脑病，维生素 K 缺乏，孕妇出血倾向
治疗	①一般处理：心理治疗，禁食，采用止吐剂 ②静脉输液：补液量＞ 3000 ml/d，使尿量＞ 1000 ml/d ③补充氯化钠、碳酸氢钠、维生素、营养素（氨基酸、脂肪乳） ④终止妊娠指标：持续黄疸，持续蛋白尿，体温持续＞ 38℃，心率＞ 120 次 / 分、Wernicke 脑病

第七章　妊娠合并内外科疾病

一、妊娠合并心脏病

妊娠合并心脏病及其处理

妊娠合并心脏病，疾病类型有多种。妊娠分娩风险大，处理方法各不同。

表 7-1　妊娠合并心脏病的种类及其对妊娠的影响

心脏病的种类	对妊娠的影响
先天性心脏病	
房间隔缺损	① 如不出现肺动脉高压，可很好地耐受妊娠 ② 如伴有二尖瓣病变，则妊娠风险增加 ③ 出现艾森门格综合征时，孕母死亡率达 44%
室间隔缺损	① 缺损＞ 1.25 cm^2，易发生心力衰竭和肺动脉高压等 ② 孕妇能承受轻至中度的左向右分流 ③ 出现艾森门格综合征时，孕母死亡率高达 60%
动脉导管未闭	① 未修补者可发展为肺动脉高压、心力衰竭 ② 如体循环血压下降，可发生由肺动脉到主动脉的血液逆流，引起发绀 ③ 出现艾森门格综合征时，孕母死亡率达 40%
法洛四联征	① 妊娠期间发绀恶化 ② 未矫治者孕产妇的预后较差
艾森门格综合征	① 继发肺动脉高压，导致右向左分流时，即为艾森门格综合征 ② 以右心室肥厚、扩大为主 ③ 孕产妇死亡率高达 41% ～ 60%，不宜妊娠
肺动脉瓣狭窄	① 单纯狭窄预后好，轻度狭窄多可耐受分娩 ② 重度狭窄容易致右心衰竭 ③ 严重狭窄者需手术矫正后妊娠
主动脉缩窄	① 常伴其他畸形 ② 轻度可在严密观察下妊娠，中、重度者应避孕或矫正后妊娠
马方综合征	① 患本病妇女应劝其避孕 ② 超声心动图发现主动脉根部直径＞ 40 mm 时，应劝其终止妊娠
风湿性心脏病	
二尖瓣狭窄	① 孕期体液超负荷或心动过速易致心力衰竭 ② 轻度狭窄可耐受妊娠，重度伴肺动脉高压者不宜妊娠
二尖瓣关闭	一般情况下能耐受妊娠
主动脉瓣狭窄	轻、中度狭窄可耐受妊娠，重度狭窄者应手术矫正后再考虑妊娠

表 7-2　妊娠合并心脏病的诊断和处理

项目	说明
诊断	
病史采集	①妊娠前有心悸、气短、心力衰竭史 ②曾有风湿热史 ③曾被诊断有器质性心脏病 ④劳力性呼吸困难或端坐呼吸
临床表现	①夜间咳嗽、咯血、昏厥、胸痛 ②发绀、杵状指、颈静脉怒张 ③ 3 级收缩期杂音、舒张期杂音 ④心脏扩大、持续性心律失常
辅助检查	① ECG：心律失常 ②超声心动图：瓣膜、心内结构异常 ③血液生化检查
处理	见图 7-1

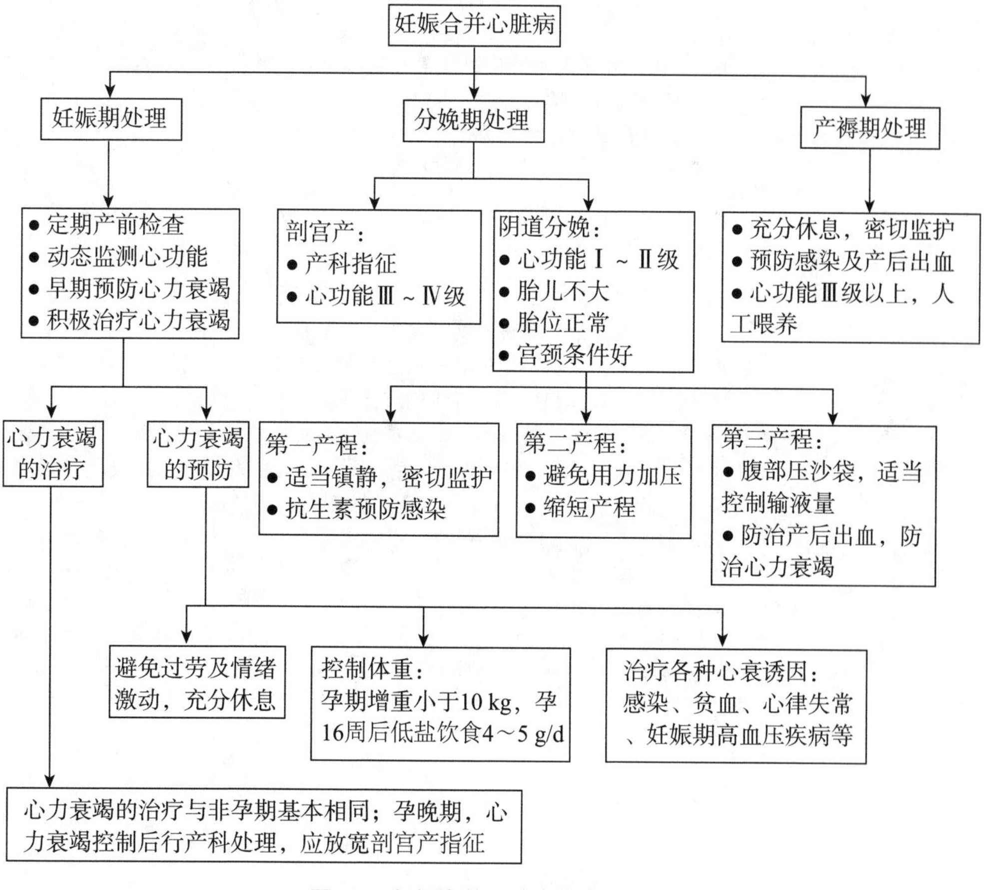

图 7-1　妊娠合并心脏病的处理流程

二、妊娠合并肝炎

妊娠合并肝炎及其处理

妊娠合并肝炎病，危害胎儿及母婴。轻者护肝和对症，支持疗法可施行。

重症肝炎临产时，各项处理应慎重。

表 7-3 妊娠合并肝炎

项目	基本要点
临产表现	
流感样症状	身体不适、全身酸痛、畏寒、发热等
消化系统症状	乏力、纳差、恶心呕吐、腹部不适、右上腹痛、腹胀、腹泻等
皮肤	皮肤和巩膜黄染
器官	肝区叩痛，肝脾肿大，但因受妊娠期增大子宫的影响，常难以被触及
诊断	
临床表现	如上
病史	有与病毒性肝炎患者密切接触史，半年内有接受输血、注射血制品史
实验室检查	
肝功能检查	血清 ALT 增高，血清总胆红素升高，尿胆红素阳性，凝血酶原时间百分活度（PTA）降低
血清病原学检查	相应肝炎病毒血清学抗原抗体出现阳性
影像学检查	主要是 B 超检查，必要时 MRI 检查
鉴别诊断	应与妊娠期急性脂肪肝、HELLP 综合征、妊娠期肝内胆汁淤积症等相鉴别
妊娠期处理	
非重型肝炎	主要采用护肝、对症、支持疗法；治疗期间严密监测肝功能、凝血功能等指标；根据治疗后病情好转情况和肝功能、凝血功能恶化情况决定是否终止妊娠；终止妊娠的方式以产科指征为主，但对于病情较严重或血清胆汁酸明显升高的患者考虑剖宫产
重型肝炎	护肝治疗；对症支持治疗；防治并发症；防治感染；重型肝炎患者易发生胆道、腹腔、肺部等部位感染，须加强这些部位感染的防治；严密监测病情变化，监测肝功能、凝血功能、生化、血常规等实验室指标；同时监测 CVP、每小时尿量、24 h 出入量、水及电解质变化、酸碱平衡、胎儿宫内情况
妊娠合并重型肝炎	早期识别、及时转送；适时终止妊娠；分娩方式的选择和子宫切除问题：宜主动选择有利时机采用剖宫产方式终止妊娠，必要时同时行子宫次全切除术；加强围术期处理

三、妊娠期贫血

妊娠期贫血的分度

血红蛋白红细胞，二者数量均减少。妊娠贫血分四度，诊断标准应知道。

表 7-4　妊娠期贫血的分度

分度	红细胞（$\times 10^{12}$/L）	血红蛋白（g/L）
轻度贫血	3.00 ~ 3.50	80 ~ 100
中度贫血	2.00 ~ 3.00	60 ~ 80
重度贫血	1.00 ~ 2.00	30 ~ 60
极重度贫血	< 1.00	< 30

贫血类型及处理

妊娠贫血分三类：缺铁巨幼与再障。缺铁贫血补铁剂，成分输血治再障。

维 B 十二[1]或叶酸，巨幼贫血应用上。

注：[1] 即维生素 B_{12}。

表 7-5　妊娠期常见贫血的类型及处理

	缺铁性贫血	巨幼细胞贫血	再生障碍性贫血
发生概率	占孕期贫血的 95%	0.5% ~ 2.6%	0.3‰ ~ 0.8‰
病因	孕期铁需要量↑	叶酸缺乏（95%）或维生素 B_{12} 缺乏	造血障碍
临床表现	常见贫血症状	贫血、维生素 B_{12} 缺乏，常伴周围神经炎症状	贫血、出血、感染
实验室检查			
血象	小红细胞，低血红蛋白	大红细胞，正血红蛋白	正红细胞，全血细胞↓
骨髓象	中、晚幼红细胞增生	巨幼红细胞增生	增生减低
其他检查	血清铁浓度降低	血清叶酸或维生素 B_{12} ↓	
主要治疗	补充铁剂	补充叶酸或维生素 B_{12}	成分输血

四、妊娠合并特发性血小板减少性紫癜

妊娠合并特发性血小板减少性紫癜及其处理

免疫损害血小板，小板减少出血长。束臂阳性抗体高，鼻龈皮脏出血象。

连用数月泼尼松，小板正常渐减量。阴道分娩为原则，产后出血早预防。

表 7-6 妊娠合并特发性血小板减少性紫癜（ITP）

项目	基本要点
临床表现	① 主要表现为皮肤黏膜出血和贫血
诊断	② 实验室检查：血小板＜ 100×10^9/L，骨髓检查成熟型血小板减少
鉴别诊断	需与妊娠期偶发血小板减少症（表 7-7）等鉴别
治疗	
妊娠期处理	① 肾上腺皮质激素：首选治疗 ② 输入丙种球蛋白 ③ 脾切除 ④ 输入血小板
分娩期处理	原则上以阴道分娩为主
产后处理	预防产后出血及感染

表 7-7 ITP 与妊娠期偶发血小板减少症的鉴别诊断

	妊娠期偶发血小板减少症	特发性血小板减少性紫癜
血小板减少出现时间	孕前血小板计数正常 孕中晚期出现血小板减少	孕前即有血小板减少，孕期可能进一步降低或在孕早期即出现血小板显著降低
血小板减低程度	血小板多在（70 ～ 80）$\times10^9$/L，一般不低于 50×10^9/L	血小板可显著降低，常低于 50×10^9/L，甚至＜ 20×10^9/L

五、妊娠合并急性阑尾炎

妊娠期阑尾的位置变化

妊娠子宫渐增大，阑尾位置有变化。

表 7-8 妊娠期阑尾的位置变化

时间	根部位置	特点
妊娠初期	右髂前上棘至脐连线中外 1/3 处	同非妊娠期
妊娠 3 个月末	髂嵴下 2 横指	阑尾向上、向外、向后移位，逆时针旋转，被增大子宫覆盖
妊娠 5 个月末	髂嵴水平	
妊娠 8 个月末	髂嵴上 2 横指	
妊娠足月	胆囊区	
产后 2 周		同非妊娠期

妊娠合并阑尾炎

发热恶心又呕吐，转移痛在右下腹，肠鸣肌紧反跳痛，阑尾点处有压痛。

原则应及早切除，保胎治疗莫耽误。

表 7-9　妊娠期阑尾炎的临床表现及处理

项目	基本要点
妊娠早期	症状：转移性右下腹痛和消化道症状，如恶心、呕吐、食欲不振、便秘和腹泻 体征：右下腹麦氏点或稍高处压痛、反跳痛、肌紧张；体温正常或轻度升高，若明显升高（＞39℃）或脉率增快提示阑尾穿孔或合并腹膜炎
妊娠中晚期	症状：无明显转移性右下腹痛，腹痛和压痛位置逐渐上升，甚至达右下腹肋区或腰部 体征：压痛、反跳痛、肌紧张不明显，由于妊娠期生理性白细胞增加，仅当白细胞计数＞15×10^9/L 时才有诊断意义
处理	见图 7-2

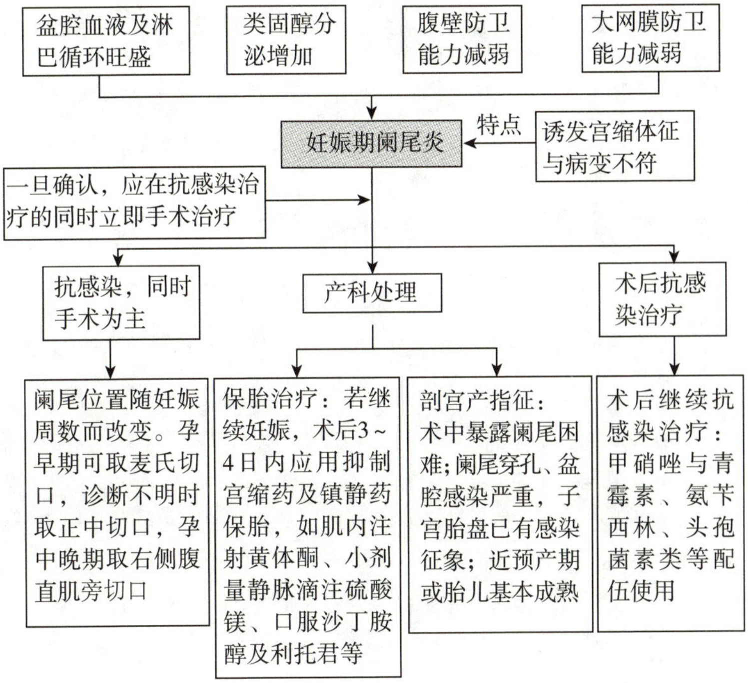

图 7-2　妊娠期阑尾炎特点及处理

六、妊娠合并急性胰腺炎

妊娠合并急性胰腺炎概况

腹硬压痛反跳痛，腹穿有液肠气充。手术除因盐水洗，引流减压双双用。

轻者保守非手术，积极保胎莫放松。

表 7-10 妊娠合并急性胰腺炎

项目	基本要点
临床表现	
症状	突然发作的持续性上腹疼痛为此病的主要和首发症状；腹痛呈持续性，阵发性加剧，放射至腰背部；伴有恶心、呕吐、腹胀、发热等；部分患者出现轻、中度黄疸。坏死性胰腺炎出现广泛腹膜炎、麻痹性肠梗阻、精神症状，严重者迅速出现休克症状、呼吸衰竭和肾衰竭
体征	轻者出现腹部轻压痛，重者出现上腹部压痛、反跳痛和肌紧张，肠蠕动减弱或消失，移动性浊音阳性，有 Grey-Turner 征和 Cullen 征等
诊断	
胰酶测定	淀粉酶或脂肪酶升高，≥正常值上限 3 倍，有诊断价值
B 型超声	可见胰腺体积弥漫性增大，实质结构不均匀；出血坏死时可出现粗大强回声，胰腺周围渗出积聚呈无回声
CT 增强扫描	胰腺肿大，外形不规则，明显低密度区，周围不同程度液体积聚
鉴别诊断	与产科的临产、胎盘早剥相鉴别，还需与消化性溃疡、胆囊炎、阑尾炎、胃肠炎、肠梗阻相鉴别
处理	水肿性胰腺炎采取非手术治疗，出血坏死性胰腺炎争取 24 ~ 48 h 内采取急症手术治疗
非手术治疗	① 禁食、禁饮，胃肠减压，直至腹痛消失 ② 补液、营养支持和抗休克治疗，中心静脉插管胃肠外高营养，维持水及电解质平衡 ③ 缓解疼痛 ④ 抑制胰液分泌 ⑤ 大剂量广谱抗生素抗感染
手术治疗	保守治疗无效，影像学检查提示胰腺周围浸润范围持续扩大者，需外科手术治疗
产科处理	治疗过程中积极保胎并监测胎儿宫内情况，大部分可自然分娩；重症胰腺炎病情重，估计胎儿可存活时，腹腔穿刺有血性腹水合并高脂血症，宜行剖宫产

第八章　妊娠合并感染性疾病

一、妊娠合并感染性疾病的传播途径

妊娠合并感染性疾病的传播途径

妊娠合并感染病，传播途径有多种。间接、垂直可传播，性交传播最为重。

表 8-1　妊娠合并感染性疾病的传播途径

	性交传播	间接传播	垂直（母婴）传播	其他方式
淋病	√	√	√	
梅毒	√	√	√	血液传播
尖锐湿疣	√	√	罕见	
生殖器疱疹	√			
生殖道沙眼衣原体感染	√	少见	√	
支原体感染	√		√	
艾滋病	√		√	血液传播

二、淋病

淋病及其治疗

孕妇感染淋球菌，危害母亲胎婴儿。头孢曲松红霉素，彻底治疗莫放松。

表 8-2　妊娠合并淋病对母儿的影响

	孕早、中期	孕晚期	产褥期
对母亲的影响	感染性流产或人工流产后感染	胎膜早破、绒毛膜羊膜炎	子宫内膜炎、输卵管炎、播散性淋病、败血症
对胎、婴儿的影响	自然流产	早产、胎儿宫内感染、胎儿生长受限、胎儿窘迫、死胎、死亡	新生儿淋菌性结膜炎、肺炎，甚至淋菌性败血症、淋菌眼眶蜂窝织炎、全眼球炎、失明

表 8-3　妊娠合并淋病的诊断方法

诊断方法	检测标本	诊断标准	临床价值
分泌物涂片检查	脓性分泌物	中性粒细胞内有革兰氏阴性双球菌	非急性患者检出率低，仅作为筛查手段

续表

诊断方法	检测标本	诊断标准	临床价值
分泌物淋球菌培养	脓性分泌物、盆腔积液、外周血	培养后发现淋球菌	诊断淋病的金标准，培养阳性率 80% ～ 90.5%
核酸检测	脓性分泌物、盆腔积液、外周血	检测出淋球菌 DNA 片段	假阳性率高，国内已限制使用

表 8-4　妊娠合并淋病的治疗

治疗对象	药物	剂量	治疗注意事项
母亲	头孢曲松钠 + 红霉素	头孢曲松钠 1 g 单次肌内注射，加用红霉素 0.5 g，每日 4 次口服，连用 7 ～ 10 日	禁用喹诺酮类和四环素类药物，性伴侣同时治疗
新生儿	1% 硝酸银液 + 头孢曲松钠	1% 硝酸银液滴眼 头孢曲松钠 25 ～ 50 mg/kg（最大剂量不超过 125 mg）肌内注射或静脉注射，单次给药	注意新生儿播散性淋病的患儿双亲必须同时治疗

注：治愈标准为治疗结束后 2 周内在无病原菌接触的情况下符合：①临床症状和体征全部消失；②治疗结束后 4 ～ 7 日取分泌物及细胞培养，连续 3 次均为阴性。

三、梅毒

梅毒概况

感染梅毒螺旋体，可经胎盘传胎儿。青霉素或红霉素，彻底治疗莫放松。

表 8-5　梅毒概况

项目	基本要点
对胎、婴儿的影响	梅毒螺旋体经胎盘传给胎儿，可引起流产、死胎、早产或娩出先天梅毒儿
临床表现	早期主要表现为硬下疳、硬化性淋巴结炎、全身皮肤黏膜损害，晚期表现为永久性皮肤黏膜损害
诊断及实验室检查	见表 8-6
治疗	见表 8-7

表 8-6　梅毒的实验室检查方法

诊断方法	检测标本	诊断标准	临床价值
病原体暗视野镜检	血清渗出液或淋巴穿刺液	暗视野下见苍白密螺旋体	受检查时间及环境影响大
血清学检查	血清	非密螺旋体抗原血清试验（VDRL、USR、RPR）阳性，密螺旋体抗原血清试验（FTA-ABS、TPHA）阳性	非密螺旋体抗原血清试验是常规筛查方法，也可反映疾病进展；密螺旋体抗原血清试验用于确诊
脑脊液检查	脑脊液	淋巴细胞≥ 10×10^{6}/L，蛋白＞50 mg/dl，VDRL 阳性	可诊断神经梅毒
羊水检查	羊水	PCR 技术检测螺旋体	可诊断先天梅毒

注：VDRL，性病研究实验室试验；USR，非梅毒螺旋体抗原试验；RPR，快速血浆反应素试验；FTA-ABS，荧光螺旋体抗体吸附试验；TPHA，梅毒螺旋体血凝试验。

表 8-7　妊娠合并梅毒的治疗

药物		使用方法	临床价值
孕早期	青霉素	① 普鲁卡因青霉素 80 万 U，肌内注射，每日 1 次，连用 10 ～ 15 日 ② 苄星青霉素 240 万 U，肌内注射，每周 1 次 ×3 次	首选
	红霉素	0.5 g 每日 4 次，连用 15 日	青霉素过敏时使用
孕晚期	青霉素	① 普鲁卡因青霉素 80 万 U，肌内注射，每日 1 次，连用 20 日 ② 苄星青霉素 240 万 U，肌内注射，每周 1 次 ×3 次	首选
	红霉素	0.5 g 每日 4 次，连用 30 日	青霉素过敏时使用
先天梅毒	青霉素	普鲁卡因青霉素 5 万 U/（kg · d），肌内注射，每日 1 次，连用 10 ～ 15 日	首选
	红霉素	7.5 ～ 12.5 mg/（kg · d），每日 4 次，连用 30 日	青霉素过敏时使用
治疗标准	临床治愈：各种损害消退及症状消失		
	血清学治愈：治疗 2 年内梅毒血清学试验转阴，脑脊液检查为阴性		

四、尖锐湿疣

尖锐湿疣概况

感染乳头瘤病毒，尖锐湿疣患外阴。局部治疗小病灶，大者手术除病根。

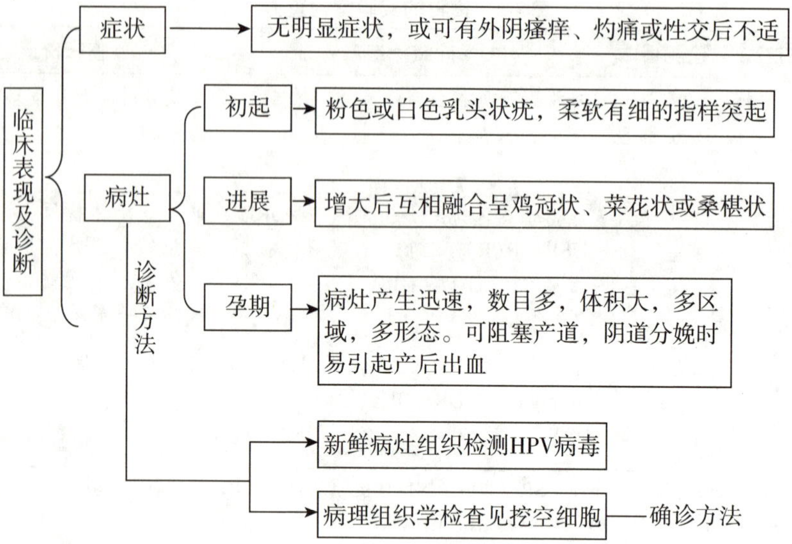

图 8-1　妊娠合并尖锐湿疣的临床表现及诊断

表 8-8　妊娠合并尖锐湿疣的治疗

治疗时期	治疗指征	治疗方法
妊娠 36 周前	病灶小，位于外阴	局部药物治疗： ① 安息香酸酊涂擦，每周 1 次，共 5 ～ 6 次 ② 0.5% 足叶草毒素酊外用，每日 2 次，连用 3 日，停药 4 日为一疗程，可用 1 ～ 4 疗程 ③ 50% 三氯醋酸局部涂擦 ④ 5% 氟尿嘧啶局部涂擦
	病灶大，有蒂	① 物理治疗：激光、微波、冷冻、电灼 ② 手术治疗
	巨大尖锐湿疣	直接手术切除湿疣主体，愈合后再采用药物局部治疗
妊娠近足月或足月	病灶局限于外阴者	冷冻或手术治疗
	病灶广泛或病灶巨大阻塞产道	剖宫产终止妊娠

注：治愈标准为疣体消失。

五、生殖器疱疹、生殖道沙眼衣原体感染和支原体感染

几种感染性疾病

几种感染性疾病，病因临床各相异。确诊查明病原体，抗生素治效称奇。

表 8-9 生殖器疱疹病毒、衣原体、支原体感染以及弓形虫病的临床特征比较

	生殖器疱疹	衣原体感染	支原体感染	弓形虫病
病原体	单纯疱疹病毒（HSV）	沙眼衣原体	人型支原体，解脲支原体	刚地弓形虫
感染途径（母婴）	经产道感染者最常见	经产道感染者最常见	宫内垂直传播、哺乳	宫内垂直传播
对胎、婴儿影响	严重宫内感染者罕见；新生儿表现为发热、出血倾向、黄疸、带状疱疹、痉挛、肝大；幸存者多数遗留中枢神经系统后遗症	衣原体感染新生儿最常侵犯眼结膜，也可发生衣原体肺炎	可导致晚期流产、早产或死产，新生儿支原体肺炎	可导致流产、早产、死胎、胎膜早破等并发症；先天性弓形虫病三大临床表现：视网膜脉络膜炎、脑内钙化、脑积水
诊断	确诊依据病原学和血清学检查	实验室检查确诊	实验室检查确诊	实验室检查确诊，检查脐血弓形虫 IgM 用于确定有无宫内感染
治疗	抗病毒治疗：阿昔洛韦口服；妊娠早期确诊者应终止妊娠；软产道有疱疹病毒感染的产妇以剖宫产分娩为宜	孕妇常选红霉素口服或阿奇霉素 1 g 顿服	孕妇首选红霉素 0.25 g，每 6 h 服 1 次，连服 14 日	妊娠期间一经确诊，选用乙酰螺旋霉素 0.5 g，每 6 h 服 1 次，连服 14 日，间歇 2 周可重复一疗程

六、获得性免疫缺陷综合征（艾滋病）

妊娠合并艾滋病

妊娠合并艾滋病，终止妊娠最明智。

表 8-10 艾滋病概况

项目	基本要点
概况	由人免疫缺陷病毒（HIV）感染所引起，主要通过性行为传播，污染的针头、注射器以及污染的血制品也是传染源。HIV 破坏 $CD4^+$ T 淋巴细胞，抑制各种免疫反应，导致机会性感染和多种罕见的恶性肿瘤

续表

项目	基本要点
临床特征	① 感染初期多无症状，感染 6 周出现抗体阳性 ② 数月后发展为艾滋相关综合征：发热、腹泻、乏力、体重下降 ③ 严重的机会性感染和多种罕见的恶性肿瘤
确证试验	检测 HIV 抗体，阳性者行确诊试验
与妊娠的相互影响	除使用毒品等因素外，HIV 感染本身对妊娠无直接影响（在胎儿出生体重、分娩孕龄及流产率等方面）；而妊娠会影响母体免疫功能，并可能影响 HIV 感染病程，感染 HIV 病毒的孕妇可通过胎盘在宫内传播而感染胎儿，引起胎儿先天性 HIV 感染，建议终止妊娠
治疗	目前尚无治愈方法，主要采取一般治疗、抗病毒药物及对症处理。常用抗病毒药物治疗，其他如免疫调节药、IL-2、中药香菇多糖等也可应用，孕产妇常用抗病毒药物齐多夫定（ZDV）
预防	① 加强宣教，筛查高危人群 ② 严禁吸毒，打击卖淫，提倡使用避孕套 ③ 规范献血，防止医源性感染 ④ 及时治疗 HIV 感染的孕妇，减少新生儿 HIV 感染

第九章　胎儿异常与多胎妊娠

一、胎儿先天畸形

胎儿先天畸形

确定胎儿有畸形，终止妊娠应决定。

表 9-1　常见胎儿先天畸形

	无脑儿	脊柱裂	脑积水	联体儿	21- 三体
畸形表现	颅盖骨及双大脑半球缺失，偶见脑组织残基	脊椎中线缺损，导致椎管敞开	各种原因致脑脊液循环受阻，积聚于脑室，致脑室明显扩张，胎儿颅内压升高，颅腔体积增大，颅缝变宽，囟门增大	单卵双胎在孕早期发育过程中未能分离或分离不全，导致两个胎儿的某一部分连接在一起	特征性面容，智力低下，易发生胎儿死亡、发育受限、心脏缺陷等异常
诊断	羊水 AFP 高；孕 14 周后 B 超未见圆形颅骨环，头端有不规则“瘤结”	母血和羊水 AFP 明显增高，B 超见开放性椎骨缺损、软组织异常及相应头部改变	B 超：双侧脑室扩张及第三脑室扩张，胎头周径明显增大	B 超发现联体	羊水、脐血查胎儿染色体核型
处理	一旦确诊则终止妊娠	严重者终止妊娠	一旦确诊则终止妊娠	一旦发现应尽早终止妊娠，足月者应剖官产	一旦确诊则终止妊娠

二、胎儿生长受限

胎儿生长受限概况

胎儿生长受限制，B 超彩超可助诊。尽早治疗效果好，重者妊娠应终止。

表 9-2　胎儿生长受限（PGR）概况

项目	基本要点
病因	见表 9-3
临床表现	见表 9-4

续表

项目	基本要点
诊断	① 临床指标：子宫长度、腹围、体重 a. 筛查：连续 3 周测量子宫长度、腹围均在第 10 百分位数以下；胎儿发育指数 = 子宫长度（cm）−3×（月份 +1），小于 −3 提示可能是 FGR b. 妊娠晚期孕妇体重增长缓慢或停滞 ② 辅助检查 a. B 超：头围 / 腹围（HC/AC）、双顶径（BPD）、股骨长度（AC）的增长速度，羊水量及胎盘成熟度 b. 彩超：脐动脉舒张期血流缺失或出现反流提示胎盘功能严重不良
治疗	治疗越早，效果越好。妊娠 32 周前疗效佳，36 周后较差 ① 查找病因 ② 孕期治疗 a. 一般治疗：左侧卧位、吸氧 b. 补充营养物质及微量元素 c. 药物：改善胎盘血供 d. 胎儿监测：生物物理评分、脐血流 e. 生长 3 周以上者继续妊娠。治疗无改善，胎儿停止生长；胎盘功能低下，胎儿缺氧；妊娠合并症或并发症加重者，应终止妊娠

表 9-3　胎儿生长受限的病因

病因分类	基本要点
孕妇因素（最常见）	① 营养因素 ② 合并症及并发症：妊娠高血压疾病、多胎妊娠、前置胎盘、妊娠合并内外科疾病（如心脏病等） ③ 其他：子宫畸形、年龄过小、体重过轻、经济状况低下等
胎儿因素	胎儿基因、染色体异常，胎儿宫内感染等
胎盘因素	胎盘各种病变致使胎盘血供减少
脐带因素	脐带过长、过细、扭转、打结等

表 9-4　胎儿生长受限的临床特征

分类	病因	表现
内因性匀称型 FGR	胎儿、基因、染色体异常，病毒感染，孕妇曾接触过有害物质	① 外表无营养不良表现 ② 胎儿无缺氧表现 ③ 新生儿多伴脑神经系统发育障碍或畸形
外因性不匀称型 FGR	其他疾病所致慢性胎盘功能不全	① 外观呈营养不良或过熟儿状态 ② 身长和头径与胎龄基本相符，但肝糖原储备少，体重低 ③ 宫内慢性缺氧及代谢障碍 ④ 胎盘功能下降

续表

分类	病因	表现
混合型 FGP	其他疾病所致慢性胎盘功能不全	① 胎盘功能严重不良时导致外表营养不良表现 ② 新生儿发育与智力均受到不同程度影响

三、巨大胎儿

巨大胎儿及其处理

宫底腹围超常值，宫内胎体感充实。B 超双顶股骨长，正常分娩应慎重。

头盆不称产程滞，头位异常须剖宫。

表 9-5　巨大胎儿概况

项目	基本要点
高危因素	孕妇糖尿病，孕妇营养过剩，父母高大肥胖，经产妇，过期妊娠，羊水过多
诊断	
病史	高危因素、孕妇压迫症状
体征	宫高 > 35 cm，宫高 + 腹围 ≥ 140 cm，先露高浮，跨耻征阳性
辅助检查	羊水过多，胎体大，双顶径 > 10 cm
处理	
妊娠期	排除妊娠期糖尿病，及时终止妊娠
分娩期	必要时剖宫产或阴道助产
产褥期	阴道产后检查有无软产道损伤，防止产后出血，预防新生儿低血糖、低血钙

肩难产概况

胎头娩出肩嵌顿，五种方法解危困。

表 9-6　肩难产概况

项目	基本要点
概念	凡胎头娩出后，胎儿前肩被嵌顿在耻骨联合上方，用常规助产方法不能娩出胎儿双肩，称为肩难产
病因	
胎儿因素	巨大胎儿、胎体大于头径、糖尿病孕妇胎儿
孕妇因素	骨盆倾斜度大、耻骨联合低
处理方法	
屈大腿法（Mc Robert 法）	孕妇双腿极度屈曲，同时适当用力向下牵引胎头而娩出前肩（注意：孕妇双腿贴近腹部，双手抱膝）
压前肩法	助手在耻骨联合上触到胎肩并向后下加压，同时助产者牵拉胎头（注意：不能用暴力）
旋肩法（Wood 法）	用手指将后肩向侧上旋转，助手协助将胎头同方向旋转，当后肩转到前肩位置时娩出（注意：胎背在母体右侧用左手，反之用右手）
牵后臂娩后肩法	助产者沿骶骨伸入阴道握住胎儿后上肢，沿胎儿胸前滑过，娩出后肩及后上肢，再旋前肩娩出（注意：不可用暴力，小心胎肢骨折）
断锁骨法	上述方法无效时，剪断胎儿锁骨，娩出胎儿（注意：娩出胎儿后缝合软组织即可）

注：会阴后 - 侧切口足够大，加用麻醉；做好新生儿复苏准备，认真检查软产道；预防产后出血、感染。

四、胎儿窘迫

胎儿窘迫概况

胎音快慢律不齐，胎动频繁慢消失。羊水浑浊黄绿色，输氧静注三联剂。

减轻宫缩左卧位，终止妊娠应考虑。

表 9-7 胎儿窘迫概况

项目	基本要点
病因	胎儿急性或慢性缺氧
临床表现及诊断	
急性胎儿窘迫	主要发生在分娩期，多因脐带异常、胎盘早剥、宫缩过强、产程延长及休克等引起
产时胎心率异常	缺氧早期，胎儿电子监护可出现胎心基线代偿性加快、晚期减速或重度变异减速；随产程进展，胎心基线可下降到＜110 次 / 分
羊水胎粪污染	不是胎儿窘迫的特有征象
胎动异常	缺氧初期为胎动频繁，继而减弱及次数减少，进而消失
酸中毒	采集胎儿头皮血进行血气分析。若 pH＜7.20，PO_2＜10 mmHg，PCO_2＞60 mmHg，可诊断为胎儿酸中毒
慢性胎儿窘迫	主要发生在妊娠晚期，常延续至临产并加重。多因妊娠期高血压疾病、慢性肾炎、糖尿病等所致
胎动减少或消失	胎动减少为胎儿缺氧的重要表现，应予警惕，临床常见胎动消失 24 h 后胎心消失
产前电子胎心监护异常	胎心率异常提示有胎儿缺氧可能
胎儿生物物理评分低	≤4 分提示胎儿缺氧，5～6 分为胎儿可疑缺氧
多普勒超声	脐动脉血流异常
处理	见图 9-1

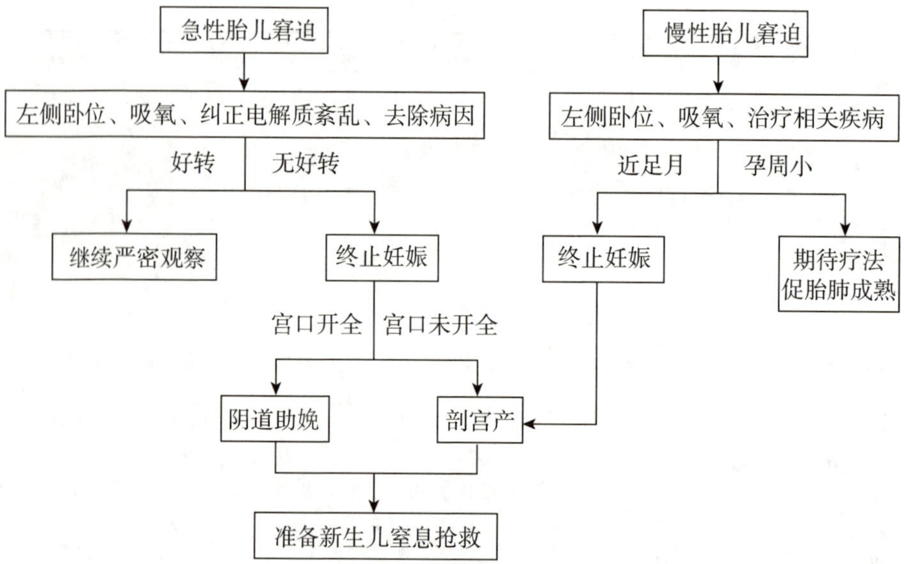

图 9-1 胎儿窘迫的处理

五、死胎

死胎及其处理

宫大停止乳大消，胎动胎音测不到。明确诊断做B超，引产止血把炎消。

表 9-8 死胎概况

项目	基本要点
病因	
胎盘及脐带因素	胎盘大量出血或脐带异常，导致胎儿缺氧
胎儿因素	如胎儿严重畸形、胎儿生长受限、双胎输血综合征、胎儿感染、严重遗传病、母儿血型不合等
孕妇因素	严重的妊娠合并症、并发症，子宫局部因素导致局部缺血而影响胎盘、胎儿
临床表现	死胎在宫腔内停留过久会引起母体凝血功能障碍；胎死宫内4周以上，DIC发生机会增多，可引起分娩时严重出血
诊断	孕妇自觉胎动停止，子宫停止增长，检查时听不到胎心，子宫大小与停经周数不符，B超检查可确诊
处理	① 死胎一经确诊，首先应该详尽完善病史；尽早引产，建议尸体解剖及胎盘、脐带、胎膜送病理检查及染色体检查，尽力寻找死胎原因，做好产后咨询 ② 引产方法有多种，原则是尽量经阴道分娩，剖宫产仅限于特殊情况下使用

六、多胎妊娠

多胎妊娠概况

多胎妊娠易确诊，容易发生并发症。补充营养防早产，及时防治并发症。

分娩处理要慎重，终止妊娠有指征。

表 9-9 多胎妊娠概况

项目	基本要点
诊断	
病史及临床表现	双卵双胎多有家族史，妊娠前曾用促排卵药或体外受精多个胚胎移植；妊娠中期后体重增加迅速，腹部增大明显，下肢水肿、静脉曲张等压迫症状出现早且明显，妊娠晚期常有呼吸困难，活动不便
产科检查	子宫大于停经周数，妊娠中晚期腹部可触及多个小肢体或3个以上胎极；胎头较小，与子宫大小不成比例；不同部位可听到2个胎心，其间隔有无音区，或同时听诊1 min，2个胎心率相差10次以上。双胎妊娠时胎位多为纵产式，以2个头位或1头1臀常见
B超检查	妊娠35日后，宫腔内可见2个妊娠囊；妊娠6周后，可见2个原始心管搏动
绒毛膜性判断	有重要价值
双胎妊娠并发症	
孕妇的并发症	妊娠期高血压疾病，妊娠期肝内胆汁淤积症，贫血，羊水过多，胎膜早破，宫缩乏力，胎盘早剥，产后出血，流产
围生儿并发症	早产，脐带异常，胎头交锁及胎头碰撞，胎儿畸形

续表

项目	基本要点
单绒毛膜性双胎特有并发症	双胎输血综合征，选择性胎儿生长受限，一胎无心畸形，单绒毛膜单羊膜囊双胎
处理	
妊娠期处理及监护	
补充足够营养	进食富含蛋白质、维生素及必需脂肪酸的食物，预防贫血及妊娠期高血压疾病
防治早产	早产若发生在34周以前，应给予宫缩抑制剂；一旦出现宫缩或阴道流液，应住院治疗
及时防治妊娠期并发症	妊娠期发现妊娠期高血压疾病、妊娠期肝内胆汁淤积症等应及早治疗
监护胎儿生长发育情况及胎位变化	发现胎儿畸形，应及早终止妊娠。①对双绒毛膜性双胎，定期（每4周1次）B超监测胎儿生长情况；②对单绒毛膜性双胎，应每2周B超监测胎儿生长发育，早期排除是否出现特殊并发症等
终止妊娠的指征	① 合并急性羊水过多，压迫症状明显，孕妇腹部过度膨胀，呼吸困难，严重不适 ② 胎儿畸形 ③ 母亲有严重并发症，如子痫前期或子痫，不允许继续妊娠时 ④ 已到预产期尚未临产，胎盘功能减退者
分娩期处理	多数双胎妊娠能经阴道分娩。双胎妊娠有下列情况之一，应考虑剖宫产： ① 第一胎儿为肩先露、臀先露 ② 宫缩乏力致产程延长，经保守治疗效果不佳 ③ 胎儿窘迫，短时间内不能经阴道结束分娩 ④ 联体双胎孕周＞26周 ⑤ 严重妊娠并发症需尽快终止妊娠，如重度子痫前期、胎盘早剥
单绒毛膜性双胎及其特有并发症的处理	根据其具体并发症不同可采取不同的处理方式，如在胎儿镜下用激光凝固胎盘表面可见的血管吻合支、快速羊水减量术、选择性减胎术等

第十章　胎盘与胎膜异常

一、前置胎盘

前置胎盘概况

前置胎盘易早产，阴道流血无痛性。反复出血易贫血，B 超检查可确诊。
期待疗法宜轻症，重者妊娠应终止。

表 10-1　前置胎盘概况

项目	基本要点
高危因素	① 子宫内膜病变者：多产、多次刮宫、剖宫产手术史 ② 受精卵滋养层发育迟缓 ③ 胎盘面积过大（多胎妊娠的胎盘或有副胎盘）
主要症状	无痛性反复阴道出血；完全性前置胎盘出血发生时间早，边缘性前置胎盘出血多发生在妊娠晚期或临产后，出血量较少，而部分性前置胎盘出血介于二者之间
特征	大量出血患者，可表现为贫血、血压下降等休克症状；腹部检查提示子宫软，无压痛；若临产则宫缩为阵发性，间歇期能松弛；先露高浮、胎位异常，胎儿宫内缺氧，严重者胎死宫内；耻骨联合上方有时能听到血管杂音
B 超检查	可显示胎盘前置状态
并发症	主要包括产后出血、胎盘植入、产褥感染、早产及围生儿死亡率高
对母儿的影响	
产后出血	胎盘附着处的子宫下段及子宫颈内口血管丰富，组织脆弱，肌组织菲薄，收缩性差，子宫下段胎盘剥离后血窦不易闭合，常发生产后出血，量多且难以控制
植入性胎盘	偶见，胎盘绒毛穿透底蜕膜侵入子宫肌层，胎盘剥离不全发生产后出血
产褥感染	前置胎盘剥离面接近宫颈外口，细菌易经阴道上行发生感染
早产及围生儿死亡率高	易引起早产；因胎盘与子宫壁分离，胎儿缺血缺氧，易致胎儿宫内窘迫，胎死宫内或早产生活能力差等
处理	见图 10-1

- 期待治疗
  - 适应证 → 胎龄<34周，胎儿体重<2000 g，胎儿存活，阴道流血量不多，一般情况良好者
  - 一般处理 → 住院观察，卧床休息，适当使用镇静剂，禁止性生活和阴道检查
  - 抑制宫缩 → 可用硫酸镁、利托君、沙丁胺醇等
  - 促胎肺成熟 → 估计孕妇近日需终止妊娠，胎龄<34周，用地塞米松促胎肺成熟
- 终止妊娠
  - 指征 →
    - 孕妇反复多量出血致贫血甚至休克者，无论胎儿成熟与否，为了母亲安全而终止妊娠
    - 胎龄36周以上，胎儿成熟度检查提示胎肺成熟者
  - 分娩方式
    - 剖宫产 →
      - 指征：完全性前置胎盘；部分性和边缘性前置胎盘，出血量较多，先露高浮，短时间内不能结束分娩；胎心异常者
      - 术前准备：做好防止和抢救出血的准备，预防感染
      - 术中处理：根据前置胎盘类型与附着部位慎重选择子宫切口；胎儿娩出后立即予以促宫缩治疗，若无效可行子宫动脉、髂内动脉结扎术；出血多，休克或系完全性前置胎盘，应立即行子宫全切除术或低位子宫次全切除术
    - 阴道分娩 →
      - 指征：仅适用于边缘性前置胎盘、枕先露、阴道流血不多、无头盆不称和胎位异常，估计在短时间内能结束分娩者
      - 处理：先行人工破膜，破膜后胎头下降压迫胎盘止血，并可促进子宫收缩加速分娩。若待产过程中出血应立即改行剖宫产术
- 紧急情况下的转运 → 患者阴道大量流血而当地无条件处理，先输液输血，在消毒下用无菌纱布进行阴道填塞、腹部加压包扎，以暂时压迫止血，并迅速护送转至上级医院治疗

图 10-1 前置胎盘的处理

二、胎盘早期剥离

胎盘早期剥离概况

突发腹痛阴血红，宫底升高呈硬痛。胎位不清音消失，B 超液暗盘血中。

抢救休克速扩容，终止妊娠必须用。

表 10-2　胎盘早剥的病理分型

病理分型	定义
显性剥离	如底蜕膜继续出血，形成胎盘后血肿，胎盘剥离面逐渐扩大，血液冲开胎盘边缘，沿胎膜与子宫壁之间经宫颈管向外流出，称显性剥离（revealed abruption）或外出血
隐性剥离	若胎盘边缘仍附着于子宫壁或胎先露部固定于骨盆入口，使血液积聚于胎盘与子宫壁之间，称隐性剥离（concealed abruption）或内出血
混合型出血	由于子宫内有妊娠物存在，子宫肌不能有效收缩以压迫破裂的血窦而止血；血液不能外流，胎盘后血肿越积越大，宫底随之升高，出血达到一定程度时，血液终会冲开胎盘边缘及胎膜而外流，称混合型出血（mixed bleeding）；偶有出血穿破胎膜溢入羊水中成为血性羊水

注：胎盘早剥的主要病理改变是底蜕膜出血并形成血肿，使胎盘从附着处分离。

表 10-3　胎盘早剥与前置胎盘诊断要点

	胎盘早剥	前置胎盘
病因	① 孕妇血管病变，如子痫前期、慢性高血压、慢性肾炎 ② 机械性因素，如腹部外伤 ③ 宫腔内压力骤减 ④ 子宫静脉压突然升高，如孕妇长时间仰卧位 ⑤ 其他因素，如吸烟、吸毒、有血栓形成倾向、胎盘附着部位有子宫肌瘤、胎盘早剥史等	① 子宫内膜病变者：多产、多次刮宫，剖宫产手术史 ② 受精卵滋养层发育迟缓 ③ 胎盘面积过大（多胎妊娠的胎盘或有副胎盘）
主要症状	阴道出血，常伴腹痛	无痛性反复阴道出血
体征		
0 级	分娩后回顾性产后诊断	
Ⅰ级	外出血，子宫软，无胎儿窘迫	大量出血患者，可有休克的临床表现；子宫软，无压痛；若临产则宫缩为阵发性，间歇期能松弛
Ⅱ级	胎儿宫内窘迫或胎死宫内	先露高浮、胎位异常、胎儿宫内缺氧，严重者胎死宫内
Ⅲ级	产妇出现体寒症状，伴或不伴弥散性血管内凝血	耻骨联合上方有时能听到血管杂音
并发症	产后出血、弥散性血管内凝血（DIC）、急性肾衰竭、羊水栓塞、新生儿窒息、早产及围生儿死亡率高	产后出血、胎盘植入、产褥感染、早产及围生儿死亡率高

表 10-4 胎盘早剥的治疗

治疗方法	说明
纠正休克	积极补充血容量，尽量输新鲜血，可补充凝血因子，使血细胞比容提高到 0.30 以上，尿量＞ 30 ml/h
终止妊娠	
阴道分娩	① 外出血为主，Ⅰ度患者一般情况良好，宫口已扩张。估计短时间内能结束分娩者 ② 人工破膜使羊水缓慢流出，缩小宫腔容积，用腹带裹紧腹部压迫胎盘，使其不再继续剥离，必要时静脉滴注缩宫素缩短第二产程 ③ 产程中应密切观察心率、血压、宫底高度、阴道流血量以及胎儿宫内状况，一旦发现病情加重或出现胎儿窘迫征象，应及时剖宫产结束分娩
剖宫产	
适应证	① Ⅰ度胎盘早剥，出现胎儿窘迫征象，需抢救胎儿者 ② Ⅱ度胎盘早剥，特别是初产妇，不能在短时间内结束分娩者 ③ Ⅲ度胎盘早剥，病情恶化，胎儿已死亡，不能立即分娩者 ④ 破膜后产程无进展者
产科处理	① 取出胎儿与胎盘后，立即注射宫缩剂并按摩子宫 ② 子宫胎盘卒中，按摩子宫，并用热盐水纱垫湿热敷子宫 ③ 效果欠佳，则应在输入新鲜血、新鲜冰冻血浆及血小板的同时行子宫次全切除术
并发症的处理	
凝血功能障碍	
补充凝血因子	及时、足量输入新鲜血及血小板，同时输入纤维蛋白
肝素	适用于 DIC 高凝阶段及不能直接去除病因者
抗纤溶药物	在肝素化和补充凝血因子的基础上应用
肾衰竭	① 肾衰竭患者若每小时尿量＜ 30 ml，应及时补充血容量 ② 尿量＜ 17 ml/L 或无尿时，应考虑有肾衰竭的可能，可用甘露醇或呋塞米
产后出血	① 在分娩后应及时应用宫缩剂 ② 胎儿娩出后人工剥离胎盘，并持续按摩子宫 ③ 考虑为凝血功能障碍时，应对症处理，同时及时做子宫次全切除术

三、胎膜早破

胎膜早破概况

碱性阴液自流出，上推先露更明显。足月待产或引产，防止感染高臀卧。

表 10-5　胎膜早破概况

项目	基本要点
临床表现	孕妇自感或检查发现阴道内有较多液体流出，其内有时可混有胎脂或胎粪，而无腹痛及其他产兆。伴羊膜腔感染时，阴道流液有臭味，并伴发热、母儿心率增快、子宫压痛、白细胞计数增多、C-反应蛋白增高等
辅助检查	
确诊方法	
阴道液 pH 测定	① pH↑(排除血液、尿液、宫颈黏液、精液及细菌污染) ② 阴道液涂片检查：见羊齿状结晶，染色后见胎儿上皮细胞或脂肪小粒
羊膜镜检查	看不到前羊膜囊
超声检查	羊水量明显减少
预测方法	胎儿纤维结合蛋白（fFN）测定：fFN 含量＞0.05 mg/L 时易发生胎膜早破
感染检测方法	羊水细菌培养、羊水涂片检查细菌、羊水 IL-6 测定↑、血 C-反应蛋白↑等
对母儿的影响	
母体	生殖道感染、胎盘早剥、早产、产后出血
胎儿	早产，脐带因素致胎儿窘迫、新生儿窒息、肺炎，严重感染甚至死亡
治疗	见图 10-2

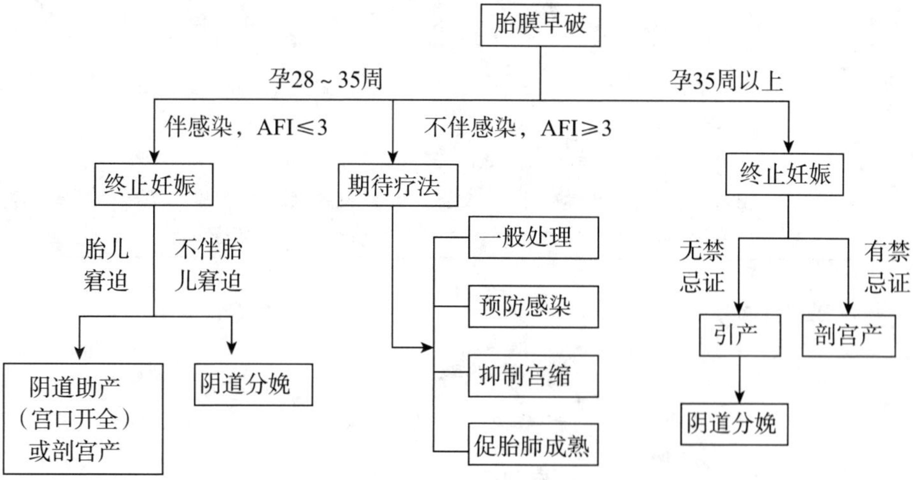

图 10-2　胎膜早破的治疗

AFI：羊水指数

第十一章　羊水量与脐带异常

一、羊水过多

羊水过多概况

子宫极大呼吸难，胎体浮动胎音远。B超液平大于八，水多胎畸可诊断。

症轻胎好续妊娠，低盐利尿密切观。症重胎畸高破膜，缓慢放水后引产。

表 11-1　羊水过多

项目	基本要点
定义	妊娠期羊水量超过 2000 ml
病因	胎儿畸形（中枢神经系统、消化系统畸形最多见）、多胎妊娠、胎盘脐带病变、母儿血型不合、孕妇并发症（如糖尿病等）
临床表现	急性羊水过多：压迫症状，宫高增长过快 慢性羊水过多：症状较缓和，多能耐受
辅助检查	① 超声：AFI ＞ 25 cm ② 孕妇血糖检测：必要时行葡萄糖耐量试验（OGTT） ③ 孕妇血型检查：除外母儿血型不合 ④ 胎儿染色体检查：除外胎儿染色体异常
对母儿影响	早产，胎膜早破，胎盘早剥，产后出血，胎位异常增多，围生儿死亡率增高
处理	① 羊水过多合并胎儿严重畸形；羊水过多但未见明显胎儿畸形，行 OGTT 检查除外妊娠期糖尿病（GDM） ② 依据情况决定是否终止妊娠：＜ 34 周尽量延长孕周，必要时经腹腔放羊水；＞ 34 周，如羊水过多，孕妇症状明显，尽快终止妊娠

二、羊水过少

羊水过少概况

羊水过少很不妙，胎儿死亡率较高。如果妊娠未足月，期待疗法比较好。

表 11-2　羊水过少

项目	基本要点
定义	妊娠期羊水＜ 300 ml，称为羊水过少，发生率为 0.4% ～ 4%
预后	羊水量＜ 50 ml 时，围生儿死亡率高达 88%
病因	① 胎儿、胎盘方面：胎儿畸形，以泌尿系统最常见；胎盘功能减退；羊膜病变，胎膜早破 ② 母体因素：孕妇脱水、血容量不足、服用药物（利尿剂、吲哚美辛等）

续表

项目	基本要点
临床表现	不典型，仅表现为腹部较同孕周孕妇小
超声检查	AFI ≤ 8 cm（可疑），AFI ≤ 5 cm（确诊）
直接测量羊水量	< 300 ml
胎心监测	可出现变异减速及晚期减速等
对母儿影响	胎儿畸形发生率增加，围生期发病率和死亡率都明显增加，手术产率和引产率都增加
治疗	① 羊水过少合并胎儿畸形：明确诊断，尽快终止妊娠 ② 羊水过少的正常胎儿：足月儿应尽快终止妊娠，未足月儿应在严密监测下行期待疗法延长孕周，必要时可经羊膜腔灌注液体提高围生儿存活率

三、脐带异常

脐带异常

脐带异常分数种，各种情况不相同。

表 11-3　脐带异常概况

项目	说明
脐带先露与脱垂	见表 11-4
脐带缠绕	脐带围绕胎儿颈部、四肢或躯干者，称为脐带缠绕。发生原因与脐带过长、胎儿小、羊水过多及胎动频繁等有关；脐带绕颈对胎儿影响与脐带缠绕松紧、缠绕周数及脐带长短有关
脐带长度异常	脐带正常长度为 30 ～ 100 cm，平均长度为 55 cm；脐带短于 30 cm 者，称为脐带过短
脐带打结	脐带打结有假结和真结两种，脐带假结通常对胎儿无大危害，若脐带真结未拉紧则无症状，拉紧后胎儿血循环受阻可致胎死宫内，多数在分娩后确诊
脐带扭转	脐带过分扭转在近胎儿脐轮部变细呈索状坏死，引起血管闭塞或伴血栓形成，胎儿可因血运中断而致死亡
脐带附着异常	正常情况下，脐带附着于胎盘儿面的近中央处。脐带附着于胎盘边缘者，称为球拍状胎盘；脐带附着于胎膜上，脐带血管通过羊膜与绒毛膜间进入胎盘者，称为脐带帆状附着，若胎膜上的血管跨过宫颈内口位于胎先露部前方，称为前置血管
脐血管数目异常	脐带只有 1 条动脉时，为单脐动脉

四、脐带脱垂

脐带脱垂概况

破膜之后胎音变，指索样物有搏动。膝胸跨位试还纳，输液吸氧产剖宫。

表 11-4 脐带脱垂

	处理要点
脐带先露	
阴道分娩	经产妇、胎膜未破、宫缩良好者，取头低臀高位，胎心持续良好者，可阴道试产
剖宫产术	初产妇、足先露或肩先露者
脐带脱垂	
宫口已开全	① 胎头已入盆，行产钳术 ② 臀先露行臀牵引术
宫口未开全	① 立即取头低臀高位，将胎先露部上推，应用抑制子宫收缩的药物，减轻脐带受压 ② 严密监测胎心，同时尽快行剖宫产术

第十二章　产前检查与孕期保健

一、产前检查

产前检查的重要性

产前检查很重要，了解胎儿及母亲。发现问题早处理，母儿健康有保证。

表 12-1　产前检查

产前检查	检查项目
首次产前检查	
病史	月经史，生育史，既往病史，家族史
全身检查	一般情况，内科查体
产科检查	宫高、腹围，胎心、胎位，骨盆测量，阴道检查
辅助检查	血、尿常规，血型，肝、肾功能，肝炎标记物，特殊检查（针对不同合并症）
复诊产前检查	胎儿大小、胎心、胎动，血压、体重；必要的辅助检查；高危妊娠的监测处理

二、骨盆测量

骨盆测量概况

骨盆测量很重要，产道情况可知晓。发现问题早处理，安全分娩才牢靠。

表 12-2　骨盆测量

盆骨测量		起止	正常值及备注
外测量	髂棘间径	两髂前上棘外缘	23 ～ 26 cm
	髂嵴间径	两髂嵴外缘最宽的距离	25 ～ 28 cm
	骶耻外径	第 5 腰椎棘突下至耻骨联合上缘中点	18 ～ 20 cm（间接推测骨盆上口前后径长度，是骨盆外测量中最重要的径线）
	坐骨结节间径或称出口横径	两坐骨结节内侧缘	8.5 ～ 9.5 cm（若此径值＜ 8 cm 应加测出口后矢状径）
	出口后矢状径	坐骨结节间径中点至骶骨尖端	8 ～ 9 cm（出口后矢状径与坐骨结节间径之和＞ 15cm 表明骨盆下口狭窄不明显）
	耻骨弓角度		90°（＜ 80°为不正常）

续表

盆骨测量		起止	正常值及备注
内测量	对角径 / 真结合径	耻骨联合下缘至骶岬上缘中点 / 此值减去 1.5 ～ 2	12.5 ～ 13/11 cm （真结合径即骨盆上口前后径长度）
	坐骨棘间径	两坐骨棘间	10 cm
	坐骨切迹宽度	坐骨棘与骶骨下部间	5.5 ～ 6 cm，可容纳 3 横指，否则属中骨盆狭窄

三、胎儿健康状况评估

胎儿健康状况评估

胎儿健康可评估，评估方法有多种：胎心胎儿成熟度，还有胎盘之功能。

表 12-3　常用监护胎儿宫内情况的技术

检查方法		结果分析
胎心率一过性变化		
加速		宫缩后胎心率基线增加 15 次 / 分以上，持续＞ 15 s
减速	早期减速	胎心率曲线下降与宫缩曲线上升同时发生，胎心率曲线低点（波谷）与宫缩曲线顶点（波峰）一致，下降幅度＜ 50 次 / 分，时间短，恢复快；它是宫缩时胎头受压，脑血流量一时减少的表现
	变异减速	胎心率减速与宫缩无固定关系，下降迅速和下降幅度大（＞ 70 次 / 分），持续时间长短不一，恢复也迅速，是宫缩时脐带受压兴奋迷走神经所致
	晚期减速	胎心率下降起点落后于宫缩曲线上升起点，多在宫缩波峰处开始，下降幅度＜ 50 次 / 分，胎心率恢复所需时间较长，被认为是胎儿缺氧的表现
胎心电子监护		
无应激试验（NST）		正常 20 min 内有 3 次及 3 次以上胎动，伴胎心率加速＞ 15 次 / 分，持续时间＞ 15 s，为 NST 有反应型
缩宫素激惹试验（OCT）		检测子宫胎盘功能，20 min 内规律宫缩，没有晚期减速和显著的变异减速，为 OCT 阴性
胎儿生物物理检测	Manning 评分法	
胎盘功能检查	① 胎动 ② 孕妇血尿中的雌三醇（E_3）测定 ③ 孕妇血清人胎盘生乳素测定	
胎儿成熟度检查	胎儿成熟：胎龄＞ 37 周，胎头双顶径（BPD）＞ 8.5 cm，估计胎儿体重≥ 2500 g，卵磷脂 / 鞘磷脂比值（L/S）＞ 2	

四、产科合理用药

孕产妇用药原则及药物对胎儿的影响

孕期用药要慎重，避免危害母和儿。

表 12-4　孕产妇用药原则及药物对胎儿的影响

项目	基本要求
孕产妇用药原则	①必须有明确指征，避免不必要的用药 ②必须在医生指导下用药，不要擅自用药 ③能用一种药物就避免联合用药 ④能用疗效较肯定的药物就避免用尚难确定对胎儿有无不良影响的新药 ⑤能用小剂量药物就避免用大剂量药物 ⑥严格掌握药物剂量和用药持续时间，注意及时停药 ⑦妊娠早期若病情允许，尽量推迟到妊娠中晚期再用药 ⑧若病情所需，在妊娠早期应用对胚胎、胎儿有害的致畸药物，应先终止妊娠，随后再用药
药物对胎儿危害性的等级	A 级：经临床对照研究，无法证实药物在妊娠早期与中晚期对胎儿有危害作用，对胎儿伤害可能性最小，是无致畸性的药物，如适量维生素 B 级：经动物实验研究，未见对胎儿有害；无临床对照试验，未得到有害证据。可以在医师观察下使用，如青霉素、红霉素、地高辛等 C 级：动物实验表明，对胎儿有不良影响；由于没有临床对照试验，只能在充分权衡药物对孕妇的益处、胎儿潜在利益和对胎儿危害情况下，谨慎使用，如庆大霉素、异丙嗪、异烟肼等 D 级：有足够证据证明对胎儿有危害性；只有在孕妇有生命危险或患严重疾病，而其他药物又无效的情况下考虑使用，如硫酸链霉素 X 级：动物和人类实验证实会导致胎儿畸形，在妊娠期间或可能妊娠的妇女禁止使用

注：在妊娠前 12 周，不宜用 C、D、X 级药物。

表 12-5　某些药物对胎儿的不利影响

药物	对胎儿的不良影响
肾上腺皮质激素	腭裂、无脑儿
地西泮（安定）	唇裂、畸形、胆红素脑病
苯妥英钠	唇裂、腭裂、先天性心脏病
链霉素	失聪、小鼻、多发性骨畸形
维生素 A	畸形
四环素	牙釉质、骨骼发育不良
^{131}I	甲状腺肿、甲状腺功能低下、畸形
维生素 D	主动脉狭窄、高钙血症
甲苯磺丁脲（D860）	畸形、唇裂、腭裂、先天性心脏病

续表

药物	对胎儿的不良影响
甲巯咪唑（他巴唑）	甲状腺肿
胰岛素	死亡、畸形、唇裂、腭裂、先天性心脏病
黄体酮	男性化
环磷酰胺	畸形、死亡

表 12-6　哺乳期母亲服药对新生儿的损害

药物	有害影响
异烟肼	肝损害
氯霉素	骨髓抑制
磺胺类	高胆红素血症
放射性同位素	骨髓抑制
抗代谢药物	抗 DNA 活性
氯霉素	灰婴综合征
红霉素	肝损害
维生素 K、新生霉素	高胆红素血症
苯巴比妥	新生儿出血、呼吸抑制
阿司匹林	新生儿出血

孕期常见症状及处理

孕期症状有多种，及时发现早处置。

表 12-7　孕期常见症状及处理

症状	原因	一般处理	药物	禁忌
便秘	肠蠕动和肠张力减弱	多吃蔬菜、水果，养成良好的排便习惯	缓泻剂	峻泻剂
痔疮	子宫压迫 / 便秘致直肠静脉压升高	多吃蔬菜，局部温水浸泡	缓泻剂	辛辣食物
恶心、呕吐	早孕反应	平躺，休息，少食、多餐	维生素 B_1、维生素 B_6、氢氧化铝	
腰背痛	韧带松弛，子宫增大致腰椎前突，背肌紧张	卧床休息，热敷	止痛药物	

续表

症状	原因	一般处理	药物	禁忌
静脉曲张	股静脉压力增加	采用弹力绷带，下肢抬高		
贫血	饮食补铁不足	摄取含铁丰富的食物	铁剂	
下肢肌肉痉挛	缺钙的表现	摄取牛奶制品	钙剂	
下肢水肿	子宫压迫，下肢回流受阻	左侧卧位，下肢垫高，适当限制食盐的摄入		
仰卧位低血压综合征	子宫压迫使下腔静脉回流受阻，血容量骤减	侧卧		
真菌性阴道炎	阴道组织内糖原分泌增加，酸度增加	外阴清洁	克霉唑栓剂	阴道冲洗

第十三章　遗传咨询、产前筛查与产前诊断

一、遗传咨询

遗传咨询

遗传病，可预防，保护环境少受伤。饮食调理有作用，遗传咨询应提倡。

婚前孕前孕期中，遗传咨询分三样。

表 13-1　遗传咨询

项目	说明
遗传咨询的分类	
婚前遗传咨询	① 了解男女双方及双方家族中有无对婚育不利的情况存在，并按照国家有关法律法规和有关医学知识，对能否婚育给予解答 ② 对咨询对象进行有关性卫生知识、生育知识和遗传病知识的教育 ③ 对高危人群进行遗传病筛查
孕前遗传咨询	① 指导咨询对象在孕前避免不良环境因素可能造成的遗传损伤，创造一个良好的生育环境 ② 对高危人群进行遗传筛查 ③ 指导高危人群生育并提供产前诊断信息
孕期遗传咨询	① 指导咨询对象在妊娠期内建立一个最佳的孕期环境，避免不良环境因素的影响 ② 对在孕期内接触过不良环境因素的孕妇进行医学分析，对是否继续妊娠提出建议，供其进行参考并做出决定 ③ 指导高危孕妇选择适当的产前诊断技术
遗传咨询的对象	① 夫妇双方或家系成员患有某些遗传病或先天畸形者 ② 曾生育过遗传病患儿的夫妇 ③ 不明原因智力低下或先天畸形儿的父母 ④ 不明原因的反复流产或有死胎、死产等情况的夫妇 ⑤ 婚后多年不育的夫妇 ⑥ 35 岁以上的高龄孕妇 ⑦ 长期接触不良环境因素的育龄青年男女 ⑧ 孕期接触不良环境因素以及患有某些慢性病的孕妇 ⑨ 常规检查或常见遗传病筛查发现异常者 ⑩ 其他需要咨询的情况

遗传病生育指导原则

夫妻若患遗传病，生育可能传后人。能否生育先检查，根据情况做决定。

表 13-2　遗传病生育指导原则

遗传病	生育指导原则
常染色体显性遗传病	① 常染色体显性遗传病子代发病风险为 50%，严重的常染色体显性遗传病不宜生育 ② 如果男女双方表型正常，但曾生育过常染色体显性遗传病患儿，则可能是新的基因突变所致，可以生育
常染色体隐性遗传病	① 双方虽非近亲，但患有相同的常染色体隐性遗传病，可以结婚但不宜生育 ② 如果男女双方所患常染色体隐性遗传病不是同一种疾病，则可以婚育 ③ 如一方患有常染色体隐性遗传病，对方不是相同疾病的携带者，子代一般不会发病，则可以婚育 ④ 虽然男女双方表型正常，但双方的近亲中有同样常染色体隐性遗传病患者，他们可能是同一种遗传病的携带者，故可以结婚但不宜生育 ⑤ 如果男女双方近亲中患有不同的常染色体隐性遗传病，男女双方均正常，可以婚育
X- 连锁显性遗传病	① 女方是患者，则子代再发风险为 50%，不宜生育 ② 男方是患者，则女性后代全部为患者，男性后代全部正常，因此只能生育男性后代
X- 连锁隐性遗传病	① 男性患者的男性后代全部正常，女性后代全部为携带者，女性患者不能生育或只能生育女性后代 ② 女性为致病基因携带者，男性后代有 1/2 概率为患者，女性后代 1/2 为携带者，故只能生育女性后代
多基因遗传病	① 男女双方或一方为患者，其一、二级亲属中无患者，再发风险低于 5%，可以生育；一、二级亲属中有相同疾病患者，则再发风险高于 10%，不宜生育 ② 男女双方表型正常，但双方近亲中有相同的多基因遗传病患者，则双方可能是同一疾病的致病基因携带者，不宜生育 ③ 双方近亲中所患疾病非同一疾病，则可以婚育 ④ 男女双方中的一方患有严重的多基因遗传病如精神分裂症，但疾病已经控制，且三级亲属中没有患者，预测其子代的发病率低，可以生育 ⑤ 一级亲属中已有几人发病，则子代再发风险高，不宜生育
染色体病	除同源染色体平衡易位携带者不宜生育外，其他情况如果符合法律法规的规定均可以生育，但必须做产前诊断

注：(1) 不宜生育的指征：没有可靠的产前诊断方法、不能治疗，又属严重遗传病。
(2) 可以生育的指征：有可靠的产前诊断方法或可以治疗或不是严重遗传病。

二、产前筛查

产前筛查概况

产前筛查对象广，查后处理应恰当。

表 13-3 产前筛查

项目	基本要求
对象	
产前筛查	除需要直接进行产前诊断的情形外，所有孕妇均应进行产前筛查
产前诊断	① 预产期年龄≥ 35 周岁的所有孕妇 ② 生育过染色体异常胎儿的孕妇 ③ 夫妻双方之一为染色体异常的平衡易位携带者 ④ 产前检查怀疑胎儿患染色体病的孕妇 ⑤ 孕妇为 X 连锁遗传病基因携带者 ⑥ 其他医生认为需要进行羊水染色体检查的情形
高风险孕妇的处理原则	对于筛查结果为高风险的孕妇，由产前咨询和（或）遗传咨询人员解释筛查结果，并向其介绍进一步检查或诊断的方法，由孕妇知情选择；对筛查出的高风险病例，在未进行产前诊断之前，不应为孕妇做终止妊娠的处理
举例	见图 13-1 和图 13-2

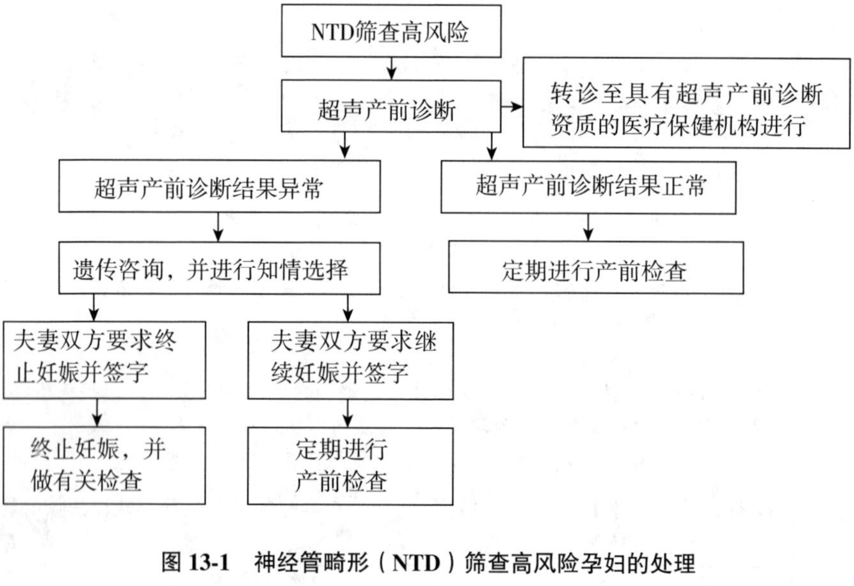

图 13-1 神经管畸形（NTD）筛查高风险孕妇的处理

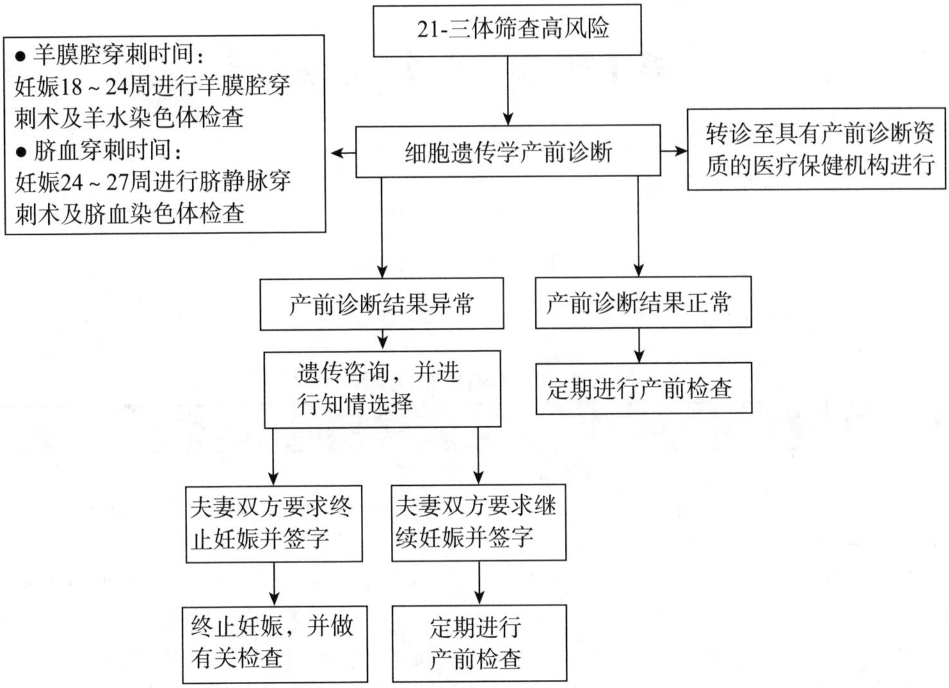

图 13-2　21- 三体筛查高风险孕妇的处理

三、产前诊断

重视产前诊断

产前诊断莫看轻，有效预防遗传病。

表 13-4　产前诊断

项目	说明
产前诊断的对象	① 产前筛查、诊断的对象（表 13-3） ② 其他：曾生育过神经管缺损儿的孕妇；夫妇之一为某种单基因病患者，曾生育过某一单基因病患儿；孕妇有环境致畸因素接触史；产前筛查风险度高的孕妇；有不良生育史的孕妇
产前诊断方法的应用	
孕早期	绒毛活检，超声，从母外周血中提取胎儿 DNA 进行诊断
孕中、晚期	羊水穿刺术：经皮脐静脉穿刺术（24 ～ 30 周）

第十四章　正常分娩

一、影响分娩的因素

影响分娩四因素

影响分娩四因素：一是产道二产力，胎儿因素是第三，四是精神与心理。

表 14-1　影响分娩的因素

影响分娩的因素	基本要点
产力	将胎儿及其附属物从子宫内逼出的力量
子宫收缩力	是临产后的主要动力，贯穿于分娩全过程，其特点见表 14-2
腹肌及膈肌收缩力	是第二产程胎儿娩出的重要辅助力量
肛提肌收缩力	可协助胎先露部在盆腔进行内旋转，协助胎头仰伸及娩出，协助胎盘娩出
产道	
骨产道	真骨盆共分 3 个平面（表 14-3），每个平面又由多条径线组成
软产道	由子宫下段宫颈、阴道及骨盆底软组织构成的弯曲管道
胎儿	
胎儿大小	是决定分娩难易程度的重要因素之一
胎头颅骨	颅缝与囟门使骨板有一定活动余地，胎头也有一定可塑性
胎头径线	见表 14-4
胎位	头先露有利胎头娩出；臀先露时胎头娩出困难；肩先露时，足月活胎不能通过产道
胎儿畸形	脑积水、联体儿等很难通过产道
精神心理因素	影响分娩过程

表 14-2　宫缩特点

项目	特点
节律性	是临产的重要标志，宫缩强度随产程进展逐渐增加，每次阵缩由弱渐强（进行期），维持一定时间（极期），随后由强渐弱（退行期），直至消失进入间歇期，临产开始时，宫缩持续约 30 s，间歇期 5 ~ 6 min，随产程进展宫缩持续时间渐长，间歇期渐短
对称性	正常宫缩起自两侧宫角部（受起搏点控制），以微波形式均匀协调地向宫底中线集中，左右对称，再以每秒 2 cm 的速度向子宫下段扩散，15 s 内扩展至整个子宫
极性	宫缩以宫底部最强、最持久，向下逐渐减弱，宫底部收缩力的强度几乎是子宫下段的 2 倍
缩复作用	宫体部平滑肌为收缩段。每当收缩时，肌纤维缩短变宽，收缩后肌纤维不能恢复到原来长度，经过反复收缩，肌纤维越来越短，称缩复作用，能使宫腔内容积渐缩小，迫使胎先露部下降及宫颈管逐渐缩短直至消失

表 14-3 骨产道

骨产道	基本要点
骨产道平面	
骨盆入口平面	为骨盆腔上口，呈横椭圆形。其前方为耻骨联合上缘，两侧为髂耻缘，后方为骶岬上缘。有 4 条径线：
入口前后径	又称为真结合径。耻骨联合上缘中点至骶岬上缘正中间的距离，正常值平均 11 cm
入口横径	左右髂耻缘间的最大距离，正常值平均 13 cm
入口斜径	左右各一；左骶髂关节至右髂耻隆突间的距离为左斜径；右骶髂关节至左髂耻隆突间的距离为右斜径，正常值平均 12.75 cm
中骨盆平面	为骨盆最小平面，是骨盆腔最狭窄部分，其前方为耻骨联合下缘，两侧为坐骨棘，后方为骶骨下端；有 2 条径线：
中骨盆前后径	耻骨联合下缘中点通过两侧坐骨棘连线中点至骶骨下端间的距离，正常值平均 11.5 cm
中骨盆横径	又称为坐骨棘间径。指两坐骨棘间的距离，正常值平均 10 cm
骨盆出口平面	由 2 个不在同一平面的三角形组成，其共同的底边称为坐骨结节间径；前三角平面顶端为耻骨联合下缘，两侧为左、右耻骨降支；后三角平面顶端为骶尾关节，两侧为左、右骶结节韧带。有 4 条径线：
出口前后径	耻骨联合下缘至骶尾关节间的距离，正常值平均 11.5 cm
出口横径	又称为坐骨结节间径。指两坐骨结节端内缘的距离，正常值平均 9 cm
出口前矢状径	耻骨联合下缘中点至坐骨结节间径中点间的距离，正常值平均 6 cm
出口后矢状径	骶尾关节至坐骨结节间径中点间的距离，正常值平均 8.5 cm
骨盆轴	指连接骨盆各平面中点的假想曲线，称为骨盆轴；此轴上段向下、向后，中段向下，下段向下、向前；分娩时，胎儿沿此轴完成一系列分娩机制，助产时也应按骨盆轴方向协助胎儿娩出
骨盆倾斜度	指妇女站立时，骨盆入口平面与地平面所形成的角，一般为 60°；若骨盆倾斜度过大，势必影响胎头衔接和娩出

注：若出口横径稍短，但出口横径与出口后矢状径之后＞ 15 cm 时，正常大小的胎头可通过后三角区阴道娩出。

表 14-4 胎头径线

胎头径线	说 明
双顶径	为两侧顶骨隆突间的距离，是胎头最大横径，临床常用此值判断胎儿大小，足月时平均约 9.3 cm
枕额径	为鼻根上方至枕骨隆突间的距离，胎头以此径衔接，足月时平均约 11.3 cm
枕下前囟径	又称为小斜径，为前囟中央至枕骨隆突下方之间的距离，胎头俯屈后以此径通过产道，足月时平均 9.5 cm
枕颏径	又称为大斜径，为颏骨下方中央至后囟顶部间的距离，足月时平均约 13.3 cm

预产期推算法

末次月经头天起，月份加九日加七。

二、枕先露的分娩机制

枕先露的分娩机制

胎头衔接和下降，俯屈之后内旋转，仰伸娩出胎儿头，左旋复位再外旋，

胎儿双肩娩出后，胎体下肢娩出来。

表 14-5 枕先露的分娩机制

分娩机制	过程
衔接	胎头双顶径进入骨盆上口平面，胎头颅骨最低点接近或达到坐骨棘水平，称为衔接。胎头以半俯屈状态经枕额径进入骨盆上口；初产妇可在预产期前 1 ~ 2 周内胎头衔接，经产妇多在分娩开始后胎头衔接
下降	胎头沿骨盆轴前进的动作称为下降，贯穿于分娩全过程，是胎儿娩出的首要条件。促使胎头下降的因素包括宫缩时通过羊水传导，压力经胎轴传至胎头；宫缩时宫底直接压迫胎臀；胎体伸直、伸长；腹肌收缩使腹压增加
俯屈	当胎头以枕额径进入骨盆腔降至骨盆底时，原处于半俯屈的胎头枕部遇肛提肌阻力，借杠杆作用进一步俯屈，使下颏接近胸部，变胎头衔接时的枕额径为枕下前囟径，以适应产道，有利于胎头继续下降
内旋转	胎头围绕骨盆纵轴旋转，使其矢状缝与中骨盆及骨盆出口前后径相一致的动作称为内旋转；胎头于第一产程末完成内旋转动作
仰伸	当完全俯屈的胎头下降达阴道外口时，宫缩和腹压继续迫使胎头下降，而肛提肌收缩力又将胎头向前推进；两者的共同作用使胎头沿骨盆轴下段向下前的方向转向前，胎头枕骨下部达耻骨联合下缘时，以耻骨弓为支点，使胎头逐渐仰伸，胎头的顶、额、鼻、口、颏由会阴前缘相继娩出；当胎头仰伸时，胎儿双肩径沿左斜径进入骨盆上口
复位及外旋转	胎头娩出后，为使胎头与胎肩恢复正常关系，胎头枕部向左旋转 45° 称为复位；胎肩在盆腔内继续下降，前（右）肩向前、向中线旋转 45° 时，胎儿双肩径转成与骨盆出口前后径相一致的方向，胎头枕部需在外继续向左旋转 45°，以保持胎头与胎肩的垂直关系，称为外旋转
胎肩及胎儿娩出	胎头完成外旋转后，胎儿前（右）肩在耻骨弓下先娩出，随即后（左）肩从会阴前缘娩出；胎儿双肩娩出后，胎体及胎儿下肢随之取侧位顺利娩出

三、先兆临产、临产与产程

先兆临产

宫缩不整且腹痛，临床开始能见红，时间长短有差异，四段产程却相同。

表 14-6 先兆临产

项目	说明
假临产	
概念	分娩发动前，由于子宫肌层的敏感性增强，常出现不规律的、且可被孕妇感知的宫缩，又称“假阵缩”
特点	① 宫缩间隔时间长且不规律 ② 宫缩持续时间短（不超过 30 s） ③ 宫缩强度不增加，常在夜间出现而清晨则消失，且仅引起下腹部轻微胀痛 ④ 不引起宫颈管缩短和宫口扩张，可被镇静剂抑制
胎儿下降感	孕妇自觉呼吸较以前轻快，上腹部舒适，进食增多，又称轻快感，初产妇较经产妇明显
见红	
概念	分娩发动前 24 ~ 48 h 内，由于子宫下段形成，宫颈已成熟，宫腔内的压力迫使宫颈扩张，使宫颈内口附着的胎膜与该处的子宫壁分离，毛细血管破裂，导致少量出血，与宫颈管内的黏液混合排出称为见红
临床意义	见红是分娩即将开始的比较可靠的征象；见红的出血量很少，如阴道流血量较多，超过月经量，应考虑是否有前置胎盘和胎盘早剥等异常情况

注：在分娩发动之前，孕妇通常会出现一些症状预示分娩即将开始，称为先兆临产。

产程

一是宫缩口全开，二是胎儿生出来，三为完整胎盘排。

表 14-7 产程的分期及持续时间

产程分期	阶段	初产妇	经产妇
第一产程（宫颈扩张期）	规律宫缩～宫口全开	11 ~ 12 h	6 ~ 8 h
潜伏期	规律宫缩～宫口扩张 3 cm	需 8 h，最大时限 16 h	
活跃期	宫口扩张 3 ~ 10 cm	需 4 h，最大时限 8 h	
第二产程（胎儿娩出期）	宫口全开～胎儿娩出	1 ~ 2 h	≤ 1 h
第三产程（胎盘娩出期）	胎儿娩出～胎盘、胎膜娩出	≤ 30 min	≤ 30 min

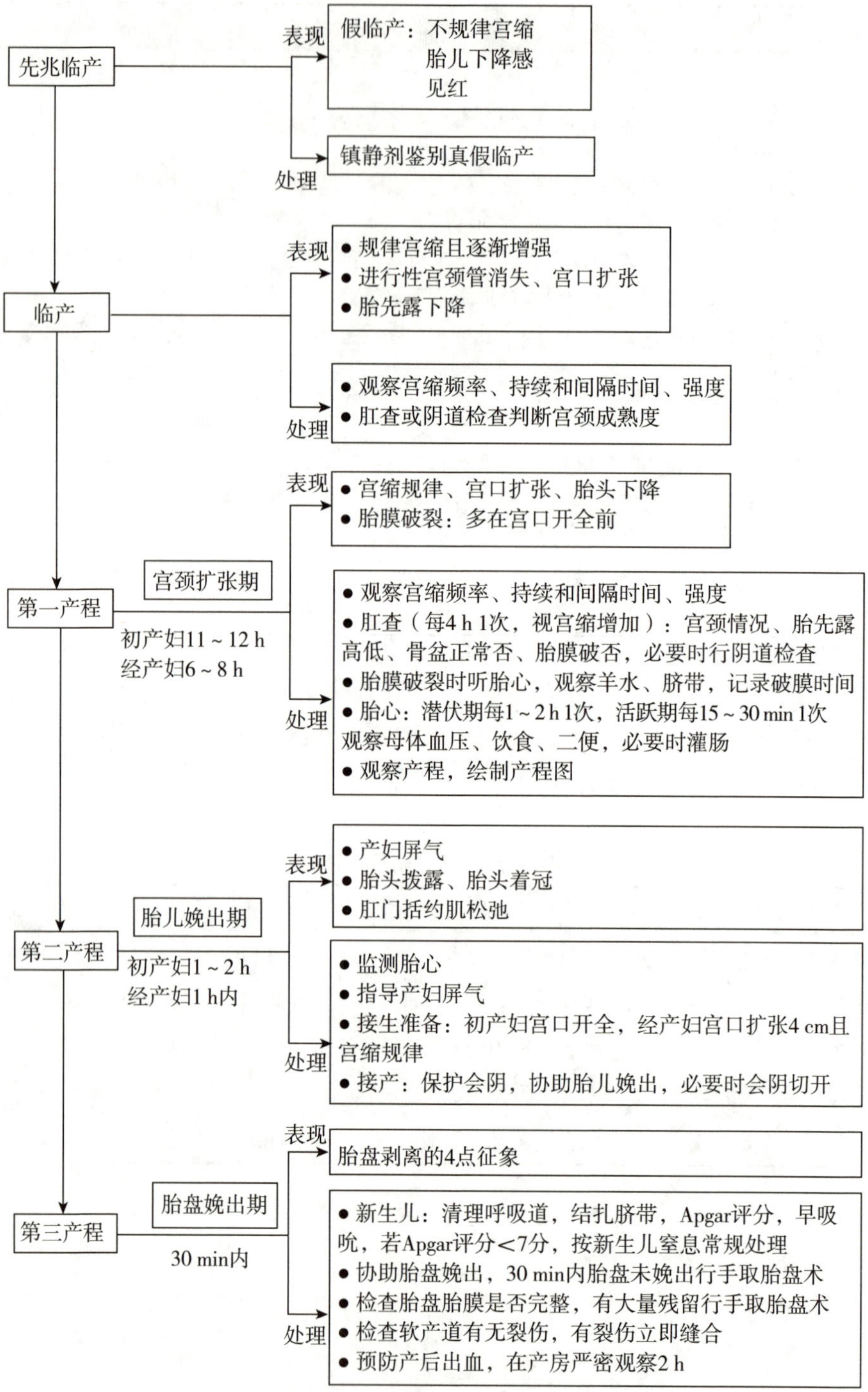

图 14-1 产程的临床表现及处理

第一产程

规律宫缩扩宫口，最后宫口完全开，胎头下降胎膜破，排便排尿早安排。

表 14-8 第一产程的临床经过及处理

项目	基本要点
临床表现	
规律宫缩	
宫口扩张	潜伏期宫口扩张：< 3 cm，需 8 ~ 16 h 活跃期宫口扩张：3 → 10 cm，需 4 ~ 8 h 加速期：3 ~ 4 cm，1.5 h 最大加速期：4 ~ 9 cm，2 h 减速期：9 ~ 10 cm，0.5 h
胎头下降程度	坐骨棘平面为标志
胎膜破裂	多发生在宫口近全开时
产程观察（产程图）及处理	
子宫收缩	外监护：最常用，适于胎膜未破，宫口未开时 内监护：适于胎膜已破、宫口至少扩张 1 cm 能放入电极
胎心音	听诊器、胎儿监护仪检查
宫口扩张及胎头下降	宫口扩张曲线：潜伏期、活跃期 胎头下降曲线：以胎头颅骨最低点与坐骨棘平面关系标明
胎膜破裂	一旦破裂，立即听胎心，观察羊水，精神安慰，监测血压，饮食、活动与休息
排尿与排便	嘱孕妇 2 ~ 4 h 排尿 1 次，必要时导尿；初产妇宫口扩张< 4 cm、经产妇< 2 cm，应行温肥皂水灌肠
肛门检查	能了解宫颈软硬度、厚薄、宫口扩张程度等
阴道检查	适用于肛查不清、宫口扩张及胎头下降程度不明等，应严密消毒

第二产程

保护会阴防撕裂，协助胎儿娩出来。会阴可能会撕裂，应做手术来切开。

表 14-9 第二产程的临床经过及处理

项目	基本要点
临床表现	
胎头拨露	宫缩时胎头露出于阴道口，露出部分不断增大，在宫缩间歇期，胎头又缩回阴道内即为胎头拨露
胎头着冠	胎头拨露直至双顶径越过骨盆出口，宫缩间歇时胎头也不回缩
第二产程延长	从宫口完全扩开到胎儿娩出结束全过程，初产妇第二产程不能超过 2 h，经产妇不应超过 1 h，超过者即为第二产程延长

续表

项目	基本要点
观察产程及处理	① 密切监测胎心：若发现胎心减慢，立即阴道检查，尽快结束分娩 ② 指导孕妇屏气 ③ 接产准备：消毒、铺巾 ④ 接产：会阴撕裂诱因：会阴水肿、过紧缺乏弹力、耻骨弓过低、胎儿过大、胎儿娩出过快等 接产要领：保护会阴并协助胎头俯屈，使胎头以最小径线（枕下前囟径）在宫缩间歇缓慢通过阴道口是预防会阴撕裂的关键 接产步骤：a. 保护会阴，协助胎儿俯屈 b. 协助胎儿仰伸 c. 协助前、后肩娩出 会阴切开指征：会阴过紧或胎儿过大，或母儿有病理情况急需结束分娩者 会阴切开术：会阴后侧切开术或会阴正中切开术

第三产程

第三产程娩胎盘，处理脐带和胎盘，软产道裂应缝合，产后出血早预防。

表 14-10 第三产程的临床经过及处理

项目	基本要点
临床表现	胎儿娩出后→宫底降至脐平→宫缩暂停后继续→胎盘剥离
胎盘剥离征象	①宫体硬、呈球形，宫底升高 ②阴道口脐带外延 ③阴道少量流血 ④手压子宫下段，宫体上升而外露脐带不回缩
胎盘剥离方式	
胎儿面娩出式	多见，胎盘胎儿面先排出；胎盘从中央开始剥离，特点是胎盘先排出，随后见少量阴道流血
母体面娩出式	少见，胎盘母体面先排出；从边缘开始剥离，特点是先有阴道流血，胎盘后排出
处理	
新生儿处理	
清理呼吸道	新生儿大声啼哭后即可处理脐带
处理脐带	必须扎紧以防脐带出血，避免用力过猛造成脐带断裂
阿普加（Apgar）评分	以心率、呼吸、肌张力、喉反射、皮肤颜色五项体征为依据处理新生儿（1 min 内）
协助胎盘娩出	切忌在胎盘尚未完全剥离时用手按摩下压宫底或牵拉脐带，以免引起胎盘部分剥离而出血或拉断脐带
检查胎盘胎膜	检查母体面有无缺损
检查软产道	若有裂伤立即缝合
预防产后出血	遇有产后出血史或易发生宫缩乏力的产妇，可在胎儿前肩娩出时注射麦角新碱或催产素

分娩镇痛

镇痛方法有多种，根据需要来选用。

表 14-11　分娩镇痛

分娩镇痛	基本要点
常用药物	
强镇痛药	哌替啶，属麻醉性镇静药，对胎儿有呼吸抑制作用，但镇痛不完全
局麻药	利多卡因、布比卡因，用于阻滞麻醉，不易对胎儿产生呼吸抑制作用，且镇痛确切并能保持产妇清醒
全麻药	氧化亚氮、氟烷、恩氟烷，常用于吸入镇痛
常用方法	
硬膜外阻滞镇痛	硬膜外阻滞是产科止痛最有效的方法，常用药物为布比卡因、芬太尼。优点：效果确切；用低浓度局麻药可达到镇痛而不影响躯体运动神经；并发症少；产妇意识清楚，麻醉操作方便
患者自控硬膜外镇痛（PCEA）	由产妇按需自行控制给药剂量和频率，可减少用药剂量、增加母婴安全性
蛛网膜下腔阻滞（SAB）	起效快，效果好，尤其是少量麻醉镇痛药和低浓度局麻药联合应用，减少对运动神经的阻滞，效果更佳
腰麻 - 硬膜外联合麻醉	小剂量腰麻可以快速提供区域阻滞性镇痛，用药量小，并发症少；硬膜外腔所置的导管可以弥补腰麻的不足，为产程延长、需要阴道助产或剖宫产的产妇继续提供所需的镇痛和麻醉
吸入麻醉药分娩镇痛	药物首选氧化亚氮（笑气），其麻醉作用弱但镇痛效果强，对呼吸、循环无明显抑制作用；如产妇出现头晕、乏力、嗜睡或烦躁等缺氧症状，应及时减少吸入次数和深度，以确保其安全有效

第十五章　异 常 分 娩

一、产力异常

- 子宫收缩力异常
  - 子宫收缩乏力
    - 协调性（低张性）
      - 原发性
      - 继发性
    - 不协调性（高张性）
  - 子宫收缩过强
    - 协调性（急产）
    - 不协调性
      - 子宫痉挛性狭窄环
      - 强直性子宫收缩

图 15-1　产力异常的分类

（一）子宫收缩乏力

协调性子宫收缩乏力

宫缩规律有极性，缩短歇长不够硬。宫颈扩慢产程长，先露降缓或暂停。

加强宫缩催产素，针刺灌肠心得安。松弛宫口用安定，人工破膜与催产。

表 15-1　子宫收缩乏力概况

项目	基本要点
原因	
头盆不称或胎位异常	先露部下降受阻，不能引起反射性子宫收缩
子宫局部因素	子宫肌纤维过度伸展，失去收缩力；经产妇肌纤维变形，影响子宫收缩
精神因素	过度紧张致睡眠、进食减少，水、电解质紊乱
内分泌失调	雌激素、催产素及前列腺素减少，肌细胞间隙连接蛋白减少；钙离子浓度降低
药物影响	镇静剂抑制宫缩
临床表现（产程曲线异常）	
潜伏期延长	规律宫缩开始至宫口扩张 3 cm，初产妇超过 16 h，正常为 8 h
活跃期延长	宫口扩张 3 cm 至宫口开全，初产妇超过 8 h，正常为 4 h
活跃期停滞	进入活跃期后，宫口不再扩张达 2 h 以上
第二产程延长	初产妇超过 2 h，经产妇超过 1 h 尚未分娩
第二产程停滞	第二产程达 1 h 胎头下降无进展
胎头下降延缓	活跃期晚期及第二产程，胎头下降速度初产妇＜ 1.0 cm/h，经产妇＜ 2.0 cm/h
胎头下降停滞	活跃期晚期胎头停留在原处不下降达 1 h 以上
滞产	总产程超过 24 h

续表

项目	基本要点
鉴别诊断	假临产：给予强镇静药哌替啶 100 mg 肌内注射，宫缩停止者为假临产，宫缩不停止者为原发性宫缩乏力
类型及处理	见表 15-2

表 15-2 子宫收缩乏力的临床类型、特点和处理原则

类型	临床特点	处理原则
协调性宫缩乏力（低张性宫缩乏力）	子宫收缩具有正常的节律性、对称性和极性，但收缩力弱，持续时间短，间歇期长且不规律，宫缩＜2 次 /10 分	寻找原因，检查有无头盆不称与胎位异常。阴道检查了解宫颈扩张和胎先露部下降情况。若发现有头盆不称，估计不能经阴道分娩者，应及时行剖宫产术；若判断无头盆不称和胎位异常，估计能经阴道分娩者，应采取加强宫缩的措施； ① 人工破膜：宫口扩张≥ 3cm、无头盆不称、胎头已衔接者 ② 地西泮静脉推注：宫口扩张缓慢及宫颈水肿时 ③ 缩宫素静脉滴注：胎心良好、胎位正常、头盆相称者；若宫缩持续≥ 1 min 或胎心率有变化，应立即停止滴注 ④ 前列腺素（PG）促进子宫收缩
不协调性宫缩乏力（高张性宫缩乏力）	子宫收缩极性倒置，宫缩间歇期子宫不完全松弛	调节子宫收缩，恢复正常节律性及极性；给予哌替啶 100 mg、吗啡 10 ～ 15 mg 肌内注射或地西泮 10 mg 静脉推注，严禁应用缩宫素；若经上述处理，不协调性宫缩未能得到纠正，或伴有胎儿窘迫征象、头盆不称，均应行剖宫产术

（二）子宫收缩过强

协调性子宫收缩过强

催产宫缩用不当，宫缩过频又过强。先露来降口未开，宫血不通胎缺氧。

可致胎儿脑出血，产后出血产裂伤。卧床待产用安定，紧急抢救要早防。

会阴侧切要及时，产后查伤早缝上。

表 15-3 协调性子宫收缩过强概况

项目	基本要点
临床表现	子宫收缩过强、过频，宫腔压力＞ 50 mmHg，若产道无阻力，可出现急产；若有头盆不称、胎位异常、瘢痕子宫，可出现病理缩复环或子宫破裂
对母儿的影响	① 易致初产妇宫颈、阴道及会阴撕裂伤，若胎先露下降受阻易致子宫破裂，胎盘滞留或产后出血，来不及消毒致产褥感染 ② 易发生胎儿窘迫、新生儿窒息、死亡，新生儿颅内出血，易感染、发生骨折等
处理	有急产史者，提前入院；临产后不灌肠；做好准备抢救新生儿；新生儿肌内注射维生素 K_1，落地者肌内注射破伤风抗毒素；若有撕裂及时缝合；未消毒者用抗生素

（三）不协调性子宫收缩过强

不协调性子宫收缩过强

持续腹痛人疲乏，宫缩底弱下段强。按压宫底仍凹陷，宫口难开囊紧张。
上下交界狭窄环，先露难降产程长。滴注糖钙硫酸镁，安定冷丁除痉挛。
充分休息可恢复，可望宫口渐开全。若有效差胎窘迫，把握时机剖宫产。

表 15-4 不协调性子宫收缩过强概况

	强直性子宫收缩	子宫痉挛性狭窄环
原因	外界因素，如催产素应用不当	精神紧张、过度疲劳、催产素应用不当等
部位	宫颈内口以上的子宫肌层	多在子宫上、下段交界处
临床表现	烦躁不安，持续性腹痛，拒按；胎位触不清、胎心听不清；可有先兆子宫破裂征兆	持续性腹痛，烦躁不安，宫颈扩张慢，胎先露部下降停滞，胎心时快时慢；阴道检查在宫腔内触及硬、无弹性狭窄环，与病理缩复环不同，不随宫缩上升（见表 15-5）
处理	宫缩抑制剂；若头盆不称等，急行剖宫产；若死胎，吸乙醚仍无效，行剖宫产	停止阴道内操作，停用催产素；若无胎儿窘迫，使用镇静剂；宫缩正常时，阴道助娩；若仍未缓解，宫口未开全等，急行剖宫产；若死胎，使用乙醚麻醉，经阴道分娩

表 15-5 子宫痉挛性狭窄环与病理缩复环的鉴别

	子宫痉挛性狭窄环	病理缩复环
原因	① 粗暴或多次进行阴道检查 ② 不适当地使用宫缩剂	① 分娩受阻 ② 不适当地使用宫缩剂
形成机制	子宫壁某部分肌肉痉挛性不协调收缩	子宫体过度收缩与缩复，下段被动扩张变薄，缩复环异常升高
环的位置	① 子宫体与下段交界处 ② 宫颈外口 ③ 胎儿颈部及腰部	子宫体部与下段交界处
临床表现	① 腹部扪不到，阴道检查宫腔内可触及坚硬而有弹性的狭窄环 ② 环不随宫缩出现而上升 ③ 环的上、下段不紧张 ④ 宫缩时先露不下降反而上升，宫口不开大反而缩小 ⑤ 不致子宫破裂	① 腹部可见环形凹陷位于脐水平或以上 ② 环随宫缩出现而上升 ③ 上段短而厚，下段长而薄，有压痛 ④ 宫缩时先露下降受阻 ⑤ 易致子宫破裂

续表

	子宫痉挛性狭窄环	病理缩复环
处理原则	① 解痉镇静剂或宫缩抑制剂 ② 环未松解，视宫口开大及先露下降情况决定分娩方式： a. 宫口未开全而胎儿窘迫或宫口开全而先露高——剖宫产 b. 宫口开全而先露低——产钳术	① 镇静剂抑制宫缩 ② 补液、纠正酸碱失衡的同时行剖宫产

二、产道异常

（一）骨产道异常

狭窄骨盆的分类

骨盆狭窄有五型，入口出口畸形等，软骨缩窄或外伤，跛行倾斜盆畸形。

胎位异常跨耻征，骨盆测量可查明。

注：骨盆狭窄可分为骨盆入口平面狭窄、中骨盆平面狭窄、骨盆出口平面狭窄、骨盆3个平面狭窄和畸形骨盆五种类型。

表 15-6　骨盆入口平面狭窄分级标准

	测量径线	骶耻外径	对角径	骨盆入口前后径	分娩方式
	正常值	18 ～ 20 cm	12.5 ～ 13 cm	11 cm	
Ⅰ级	临界性狭窄	18 cm	11.5 cm	10.0 cm	多数可自然分娩
Ⅱ级	相对性狭窄	16.5 ～ 17.5 cm	10 ～ 11 cm	8.5 ～ 9.5 cm	试产后决定
Ⅲ级	绝对性狭窄	≤ 16 cm	≤ 9.5 cm	≤ 8 cm	剖宫产

表 15-7　骨盆出口平面狭窄分级标准

	测量径线	坐骨棘间径	坐骨结节间径
Ⅰ级	临界性狭窄	10.0 cm	7.5 cm
Ⅱ级	相对性狭窄	8.5 ～ 9.5 cm	6.0 ～ 7.0 cm
Ⅲ级	绝对性狭窄	≤ 8 cm	≤ 5.5 cm

表 15-8 骨盆平面狭窄对分娩和母儿的影响

	骨盆入口平面狭窄	中骨盆平面狭窄	骨盆出口平面狭窄
胎头衔接	胎头衔接受阻；初产妇呈尖腹，经产妇呈悬垂腹；胎头跨耻征阳性	胎头能正常衔接，胎头下降达中骨盆时，常出现持续性枕横位或枕后位	常与中骨盆平面狭窄同时存在
产程进展	潜伏期及活跃早期延长，活跃晚期进展顺利	第二产程延长或停滞，胎头下降延缓与停滞	第一产程顺利，第二产程停滞，继发性宫缩乏力
对母儿的影响	胎膜早破，脐带脱垂，增加新生儿感染机会	继发性宫缩乏力，出现胎头软组织水肿，产瘤较大，严重时胎儿宫内窘迫及颅内出血，甚至出现先兆子宫破裂及子宫破裂	强行助产，软产道、骨盆底肌肉及会阴严重损伤，胎儿严重产伤

骨盆狭窄的处理

骨盆狭窄五类型，处理方法各不同。

表 15-9 骨盆狭窄的处理

骨盆狭窄类型	处理
骨盆入口平面狭窄	
绝对性骨盆入口狭窄	行剖宫产术结束分娩
相对性骨盆入口狭窄	足月胎儿体重＜3000 g，产力、胎位及胎心均正常时，应在严密监护下进行阴道试产，试产时间以 2 ～ 4 h 为宜
中骨盆平面狭窄	易发生持续性枕横位或枕后位；若宫口开全，S ≥ +3，经阴道徒手旋转胎头为枕横位，等待自然分娩或助产术；若 S ≤ +2 或胎儿宫内窘迫，应行剖宫产术
骨盆出口平面狭窄	不应进行阴道试产。坐骨结节间径与出口后矢状径之和≤ 15 cm，足月胎儿，应行剖宫产术
骨盆 3 个平面狭窄	若估计胎儿不大，产力、胎位及胎心均正常，头盆相称，可以阴道试产
畸形骨盆	根据畸形骨盆种类、狭窄程度、胎儿大小、产力等情况具体分析

（二）软产道异常

软产道异常及其处理

子宫肌瘤卵巢瘤，阻塞产道皆是因，宫颈封闭使软化，瘢痕坚韧切外阴，
阴道隔膜做切开，重者剖宫酌视情。

表 15-10 软产道异常概况

软产道异常分类	处理要点
外阴异常	
会阴坚韧	分娩时做预防性侧切
外阴水肿	针刺皮肤放液，分娩时做会阴侧切
外阴瘢痕	若瘢痕不大，分娩时做会阴侧切；若瘢痕大，行剖宫产
阴道异常	
阴道横隔	产程中当横隔被撑薄，可自小孔处将横隔做 X 形切开；待分娩结束再切除剩余的隔，用可吸收线缝合残端
阴道纵隔	纵隔厚，阻碍胎先露部下降时，须在纵隔中间剪断，待分娩结束后，再剪除剩余的隔，用可吸收线缝合残端
阴道包块	阴道内肿瘤阻碍胎先露部下降而又不能经阴道切除者，应行剖宫产术，原有病变待产后再行处理；阴道尖锐湿疣者应行剖宫产术为宜
宫颈异常	
宫颈粘连和瘢痕	轻度的宫颈膜状粘连可行粘连分离、机械性扩展或宫颈放射状切开，严重的宫颈粘连和瘢痕应行剖宫产术
宫颈坚韧	静脉推注地西泮 10 mg，或子宫颈两侧各注入 0.5% 利多卡因 5 ～ 10 ml；若宫口不扩张，应行剖宫产术
宫颈水肿	轻者可抬高产妇臀部，子宫颈两侧各注入 0.5% 利多卡因 5 ～ 10 ml 或地西泮 10 mg 静脉推注；若经上述处理无效时，可行剖宫产术
子宫颈癌	应行剖宫产术
子宫异常	
子宫畸形	临产后应严密观察，适当放宽剖宫产术指征
瘢痕子宫	剖宫产后阴道分娩应根据前次剖宫产术式、指征、术后有无感染、术后再孕间隔时间、既往剖宫产次数，以及本次妊娠胎儿大小、胎位、产力及产道情况等综合分析决定
盆腔肿瘤	
子宫肌瘤	子宫肌瘤对分娩的影响主要取决于肌瘤大小、数量和生长部位，凡阻碍胎先露衔接与下降的肌瘤均应行剖宫产术，同时行肌瘤剔除术
卵巢囊肿	卵巢肿瘤位于骨盆入口，应行剖宫产术，同时切除卵巢肿瘤

三、胎位异常

持续性枕后位、枕横位

胎头枕后或横位，胎背偏向不正常，骨盆正常可试产，胎儿窘迫剖宫产。

表 15-11 持续性枕后位、枕横位概况

项目	基本要点
诊断	
临床表现	常出现协调性子宫收缩乏力及宫口扩张缓慢；产妇自觉肛门坠胀及排便感，常致使活跃晚期及第二产程延长
腹部检查	胎背偏向母体后方或侧方
肛门或阴道检查	胎儿后囟位于母体侧方或后方
B 超检查	能准确探清胎头位置
分娩机制	
枕后位	枕后位内旋转时向后旋转 45°，使矢状缝与骨盆前后径一致 胎头俯屈较好时以前囟为支点，胎头俯屈不良时以鼻根为支点，相继娩出胎头顶、枕、额、鼻、口、颏部，但后者以较大枕额径旋转，胎儿娩出更困难，多需助产
枕横位	多需用手或胎头吸引术将胎头转成枕前位娩出
处理	若骨盆无异常，胎儿不大时，可以试产
第一产程	潜伏期：应保证产妇充分营养与休息 活跃期：除外头盆不称后可行人工破膜；若产力欠佳，静脉滴注催产素；试产中，产程无进展或出现胎儿窘迫现象，应行剖宫产术
第二产程	第二产程若 S ≥ +3，可自然分娩或阴道助产
第三产程	预防发生产后出血

胎头高直位

胎头不屈亦不仰，胎头高直位诊断。高直后位应剖宫，高直前位可试产。

表 15-12 胎头高直位概况

项目	基本要点
诊断	
临床表现	活跃期早期宫口扩张延缓或停滞，若胎头不能衔接，表现活跃期停滞。高直后位时，胎头不能进入骨盆入口
腹部检查	胎头高直前位时，胎背靠近腹前壁，不易触及胎儿肢体；胎头高直后位时，耻骨联合上方触及胎儿下颏
阴道检查	胎头矢状缝在骨盆入口的前后径上，高直前位时，后囟在耻骨联合后，前囟在骶骨前，反之为胎头高直后位
B 超检查	能准确探清胎头位置
分娩机制	胎头高直前位以正枕前位或枕前位经阴道分娩；高直后位临产后，以枕前位娩出的可能性极小
处理	高直前位时，若骨盆正常、胎儿不大、产力强，应给予阴道试产机会；高直后位一经确认，应行剖宫产术

前不均倾位

胎头前顶骨先入，胎儿枕横位入盆，胎头不降延产程，确诊剖宫应抓紧。

表 15-13　前不均倾位概况

项目	基本要点
诊断	
临床表现	胎头后顶骨不能入盆，使胎头下降停滞，产程延长
腹部检查	临产早期，耻骨联合上方可扪及胎头顶部
阴道检查	胎头矢状缝平行于骨盆入口横径且向后移，靠近骶岬侧，骨盆后方空虚
分娩机制	因耻骨联合后面直而无凹陷，前顶骨紧嵌顿于耻骨后，使后顶骨无法越过骶岬而入盆
处理	确诊为前不均倾位，应尽快行剖宫产

面先露

胎头颜面为先露，阴道检查触面部，颏前位可自然娩，颏后位常需剖宫。

表 15-14　面先露概况

项目	基本要点
诊断	
临床表现	潜伏期延长，活跃期延长或停滞，胎头迟迟不能入盆
腹部检查	宫底位置升高，颏后位在胎背侧触及极度仰伸的枕骨隆突
肛门及阴道检查	触不到颅骨，触到高低不平、软硬不均的颜面部
B 超检查	能准确探清胎头位置
分娩机制	包括仰伸、下降、内旋转及外旋转；持续性颏后位，足月活胎不能经阴道自然娩出
处理	均在临产后发生；颏前位时，若无头盆不称，产力良好，有可能经阴道自然分娩；持续性颏后位时，难以经阴道分娩，应行剖宫产术

臀先露

宫底胎头呈浮球，下是胎臀软而宽。指检触及臀与肢，臀露类型 B 超判。
三十周后膝胸位，艾灸或者外倒转。待产侧卧防早破，宫缩阻口待开全。
经产胎小自然娩，不然牵引臀助产。

表 15-15　臀先露概况

项目	基本要点
诊断	
临床表现	妊娠晚期胎动时，孕妇常有季肋部胀痛感；临产后易出现宫缩乏力，宫口扩张缓慢，使产程延长
腹部检查	四步触诊在宫底部触到圆而硬、有浮球感的胎头，胎心在脐上方听得最清楚
阴道检查	宫口扩张、胎膜破裂后可触到胎臀、外生殖器及肛门
B 超检查	能准确探清胎头位置

续表

项目	基本要点
分娩机制	相继以胎臀、胎肩、胎头娩出，有自然分娩、臀位助产和臀牵引术三种分娩方式
处理	
妊娠期	妊娠30周后应予矫正。可通过胸膝卧位、激光照射或艾灸至阴穴、外转胎位术等方法矫正
分娩期	根据产妇年龄、胎产次、骨盆类型、胎儿大小、胎儿是否存活、臀先露类型及有无合并症，于临产初期做出正确判断，决定分娩方式
剖宫产	足月臀先露选择性剖宫产的指征如下：狭窄骨盆、软产道异常、胎儿体重大于3500 g、胎儿窘迫、妊娠合并症、高龄初产、B超见胎头过度仰伸、有脐带先露或膝先露、有难产史、不完全臀先露、瘢痕子宫等
阴道分娩	① 条件：孕龄≥36周，单臀先露，胎儿体重为2500～3500 g，无胎头仰伸，骨盆大小正常，无其他剖宫产指征 ② 处理： a. 第一产程：侧卧休息，一旦破膜，应立即听胎心，注意脐带脱垂；如胎足脱出至阴道，应消毒外阴后，使用“堵”外阴方法 b. 第二产程：接产前应导尿，做会阴侧切术，按分娩机制娩出胎儿 c. 第三产程：防止产后出血

肩先露

子宫横向下方空，胎头胎臀位两边。胎音脐旁最清楚，扪诊不清B超诊。
宫缩过强膜早破，子宫破裂有危险。膝胸卧位或艾灸，胎膜未破外倒转。
胎死宫开断头术，不然皆做剖宫产。

表 15-16 肩先露概况

项目	基本要点
诊断	
腹部检查	子宫呈横椭圆形，母体腹部一侧触及胎头，另侧触及胎臀，胎心在脐周两侧最清楚
肛门或阴道检查	胎膜未破者不易查清胎位，胎膜已破，若宫口已扩张，可触到肩胛骨或肩峰、锁骨、肋骨及腋窝
B超检查	能准确定位
分娩的影响	常发生胎膜早破及宫缩乏力，胎儿上肢或脐带易脱垂致胎儿窘迫甚至死亡，形成忽略性（嵌顿性）肩先露，甚至发生子宫破裂
处理	
妊娠期	处理同臀先露
分娩期	应根据产次、胎儿大小、胎儿是否存活、宫口扩张程度、胎膜是否破裂、有无并发症等，综合判断决定分娩方式；只有当经产妇宫口开大5 cm以上或双胎第二胎儿为肩先露且无先兆子宫破裂时可行内倒转术，其余情况均应行剖宫产术

复合先露

头或臀部伴肢体，同时进入盆入口。应将肢体缩回纳，否则剖宫莫保守。

表 15-17　复合先露概况

项目	基本要点
概念	胎头或胎臀伴有肢体（上肢或下肢）作为先露部同时进入骨盆入口，称为复合先露
诊断	常因产程进展缓慢行阴道检查时发现；以胎头与手复合先露为最常见，注意与臀先露及肩先露相鉴别
处理	上臂完全脱出或下肢和胎头同时入盆则能阻碍分娩；如无头盆不称，嘱产妇向脱出肢体的对侧侧卧，肢体常可自然缩回，宫口近全开或开全后上推肢体，将其回纳；若有明显头盆不称或伴有胎儿窘迫征象，应尽早行剖宫产术

四、异常分娩的诊治要点

异常分娩概况

异常分娩早确诊，安慰产妇勿惊惧。补充营养和水分，粪便尿液要排尽。
自然分娩应助产，剖宫指征记分明。

表 15-18　异常分娩的诊治要点

项目	基本要点
诊断	明显的胎位异常、胎儿发育异常，软产道或骨产道异常，在产前容易诊断；而多数异常分娩发生在分娩过程中，必须严密观察产程、绘制产程图等才能诊断
处理	
一般处理	首先解除产妇恐惧、紧张心理，补充足够营养和水分。可用温肥皂水灌肠清除粪便，尿潴留时导尿
产科处理	参见图 15-2

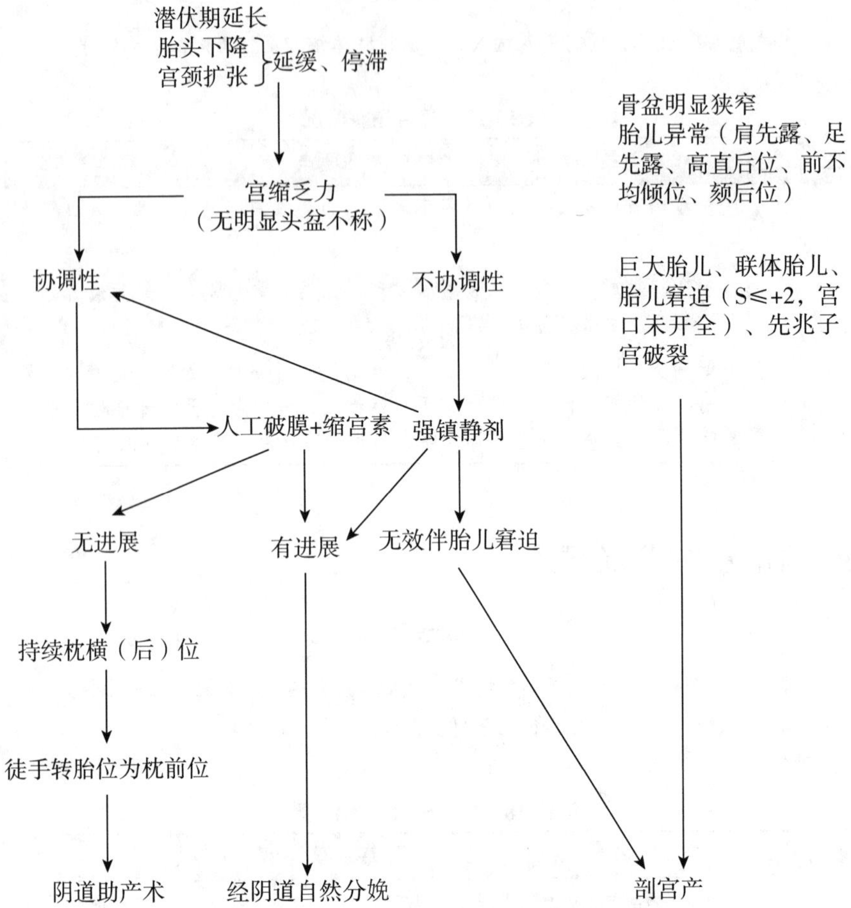

图 15-2 异常分娩处理示意图

在处理产程时，尽可能做到产前预测，产时及时、准确诊断，针对原因适时处理；解除产妇的恐惧和精神紧张，补充营养。掌握剖宫产指征：先兆子宫破裂、骨盆明显狭窄或明显畸形、肩先露、颏后位、高直后位、前不均倾位、初产妇混合臀位或足位、臀位伴有骨盆狭窄、巨大胎儿、联体胎儿等；否则可给予充分的试产机会。试产过程中，严密观察胎心、产力，试产时间一般 2 ~ 4 h，人工破膜后不超过 2 h；当 S ≥ +3 可自然分娩或行低位产钳及胎头吸引助产，若 S ≤ +2 应行剖宫产术

第十六章　分娩期并发症

一、产后出血

产后出血概况

胎儿娩出一日内，产妇出血很严重，对因治疗早处理，止血输血扩血容，
失血休克应纠正，防止感染勿放松。

表 16-1　产后出血的病因及处理措施

主要原因	具体病因	处理措施
子宫收缩乏力	影响子宫收缩和缩复功能的因素均可引起： ① 全身因素：精神过度紧张，临产后镇静药、麻醉药或子宫收缩抑制药过多使用 ② 产科因素：产程延长，体力消耗过长、产科并发症（前置胎盘、胎盘早剥、妊高征、合并贫血、宫腔感染、盆腔炎） ③ 子宫因素：多胎妊娠，羊水过多，巨大胎儿；子宫肌壁损伤（剖宫产史，子宫肌瘤剔除手术后，产次过多、过频造成子宫肌纤维损伤）；子宫肌肉发育不良或病变（子宫畸形或肌瘤等） ④ 药物	① 按摩子宫 ② 应用宫缩剂：缩宫素、麦角新碱、前列腺素类药物(PGF2α 或卡前列甲酯、米索前列醇） ③ 压迫法：双手压迫法、宫纱填塞法 ④ 手术止血：结扎或栓塞子宫动脉或髂内动脉，切除子宫 ⑤ 介入治疗
胎盘因素	① 胎盘滞留、胎盘嵌顿、胎盘剥离不全 ② 胎盘粘连或植入 ③ 胎盘部分残留	胎盘已剥离：立即取出胎盘 胎盘粘连：徒手剥离胎盘 植入性胎盘：手术切除子宫 残留胎盘和胎膜：钳刮或刮宫术
软产道损伤	① 阴道手术助产（如产钳助产、臀牵引术等） ② 巨大儿分娩、急产	缝合撕伤，不留死腔 软产道血肿可切开引流
凝血功能障碍	任何原发和继发的凝血功能异常均可引起： ① DIC、胎盘早剥、死胎、羊水栓塞、先兆子痫 ② 合并血液系统疾病：原发性血小板减少，再生障碍性贫血 ③ 重症肝炎	尽快输新鲜全血，补充血小板、凝血因子 I 或凝血酶原复合物、其他凝血因子，若并发 DIC 可按 DIC 处理

注：处理原则是针对出血原因，迅速止血，补充血容量，纠正失血性休克，防止感染。

二、羊水栓塞

羊水栓塞概况

分娩羊水入母体，休克衰竭DIC。抗过敏，抗休克，肺脉高压应处理。

心肺功能应改善，防治肾衰DIC。

表16-2 羊水栓塞

项目	基本要点
病因	子宫胎盘附着部位的血窦有裂口存在、宫内压增高或死胎等
病理	见图16-1
临床表现	
呼吸循环衰竭和休克	前驱症状之后，很快出现呼吸困难、发绀；急性肺水肿时有咳嗽、咳粉红色泡沫痰、心率快、血压下降甚至消失；少数病例仅尖叫一声后，心跳、呼吸骤停而死亡
DIC引起的出血	以大量阴道流血为主的全身出血倾向，可死于出血性休克
急性肾衰竭	出现尿少、无尿、尿毒症表现，可因肾衰竭而死亡
辅助检查	血液沉淀试验，X线拍胸片，心电图，DIC实验诊断
处理方法	
原则	抗过敏、抗休克；解除肺动脉高压，改善心肺功能；防治DIC和肾衰竭
措施	
解除肺动脉高压改善心肺功能	供氧，给予解痉药物如盐酸罂粟碱、阿托品、氨茶碱等
抗过敏、抗休克	使用大量激素抗过敏；补充血容量，纠正酸碱平衡紊乱
防治DIC	适当应用肝素、抗血小板黏附和聚集药物、抗纤溶药物和新鲜血液及纤维蛋白原，防治DIC
防治肾衰竭	出现少尿，使用利尿剂；检查电解质紊乱；选用对肾无损害的广谱抗生素防治感染
预防感染	选用肾毒性小的广谱抗生素
产科处理	第一产程发病者，应行剖宫产结束分娩；第二产程发病者，应及时助产娩出胎儿；对无法控制的产后大出血，应行全子宫切除术

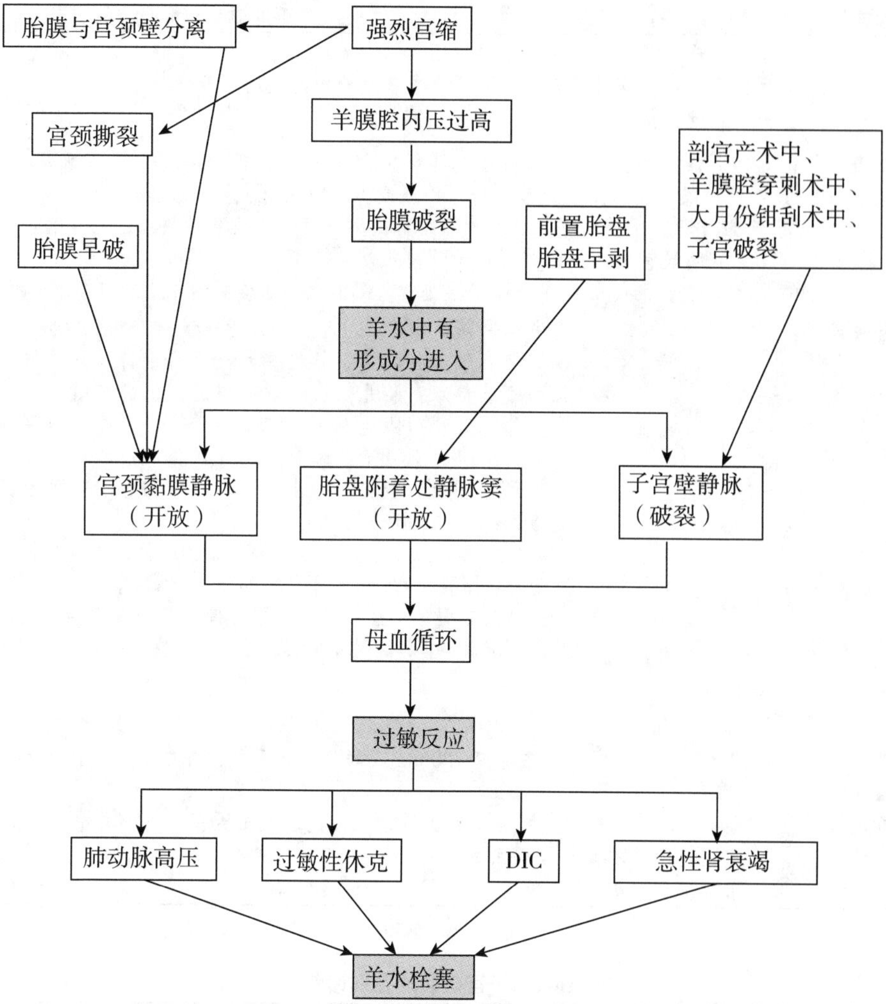

图 16-1　羊水栓塞的病因及病理生理

三、子宫破裂

子宫破裂概况

先兆破裂下腹痛，病理缩复环形成。胎儿窘迫胎心变，血尿属于第四症。

完全破裂突剧痛，全腹压痛反跳痛。输液吸氧抗休克，修复或者切子宫。

表 16-3　子宫破裂概况

项目	基本要点
病因	梗阻性难产：是子宫破裂的首要原因 滥用催产素：损伤性子宫破裂、瘢痕子宫或分娩时滥用催产素等
临床表现	一般可分两个阶段
先兆子宫破裂	主要四大临床表现：子宫病理缩复环形成，下腹部压痛，胎心率改变及血尿出现 ① 产妇烦躁不安和下腹疼痛，排尿困难或出现血尿及少量阴道流血 ② 产妇心率、呼吸增快，子宫收缩频繁，呈强直性或痉挛性收缩；出现病理缩复环，并有明显宫缩；先露部固定于骨盆入口 ③ 胎动频繁，胎心加快或减慢，胎儿心电图出现不同程度的胎儿窘迫征象
子宫破裂	由先兆破裂发展而来，可分为完全破裂和不完全破裂
完全性子宫破裂	孕妇突感腹部一阵撕裂样剧痛，然后宫缩停止，腹痛暂减轻；随着羊水、胎儿、血液进入腹腔，出现持续性全腹疼痛及休克表现，阴道有少量流血；检查：全腹有压痛及反跳痛，在腹壁下可清楚地触及胎儿肢体，胎心音消失，子宫外形扪不清，若腹腔内出血多，可叩出移动性浊音；阴道检查：可发现胎先露上升，宫口缩小
不完全性子宫破裂	如裂口在子宫侧壁下段，可于阔韧带两叶间形成血肿，如子宫动脉被撕裂，可引起严重腹膜外出血和休克。检查：子宫外形保持，破裂后压痛明显，可在腹部一侧触及逐渐增大的血肿；如出血不止，血肿穿破浆膜层，形成完全性子宫破裂
鉴别诊断	见表 16-4
处理	
先兆子宫破裂	立即抑制宫缩，肌肉注射哌替啶 100 mg 或静脉全身麻醉，并尽快行剖宫产术
子宫破裂	① 在输液、输血、吸氧和抢救休克的同时，无论胎儿是否存活均应尽快手术治疗 ② 子宫破口修补术或子宫切除术 ③ 广谱抗生素控制感染

表 16-4　子宫破裂的鉴别诊断

	子宫破裂	胎盘早剥	难产并发腹腔感染
病史	常有前次剖宫产史或头盆不称、催产素使用不当	多伴有妊娠期高血压疾病病史或外伤史	有产程延长和多次阴道检查史
临床表现	子宫呈强直性或痉挛性过强收缩，产妇烦躁不安，呼吸、心率加快，下腹剧痛难忍，出现少量阴道出血	起病急、剧烈腹痛、胎心变化、内出血休克等，腹部检查子宫呈板样硬，无病理性缩复环，胎位不清	可出现腹痛和腹膜炎体征，阴道检查胎先露部无上升、宫颈口无回缩
辅助检查	B 超和腹腔穿刺可协助确定破口部位及胎儿与子宫的关系	B 超检查可见胎盘后血肿	B 超检查提示胎儿仍在宫腔内，子宫无缩小。常有体温升高和白细胞计数增多

第十七章　正常产褥

一、产褥期母体主要变化

产褥期母体的变化

妊娠母体变化大，产后逐渐恢复它。保证婴儿有营养，乳腺泌乳量很大。

表 17-1　产褥期母体主要变化

组织器官	产褥期主要变化
生殖系统	
子宫	① 宫体肌纤维缩复：子宫体积和重量均发生变化。产后1周缩小至妊娠12周大小，耻骨联合上方可触及；产后10天降至骨盆腔内，腹部检查触不到宫底；产后6周恢复到孕前大小 ② 子宫内膜再生：由子宫内膜基底层逐渐再生新的功能层；产后第3周宫腔表面多由新生内膜覆盖，胎盘附着部位完成修复需至产后6周 ③ 子宫血管变化：管腔压缩变窄，继而形成血栓，使出血减少直至停止 ④ 子宫下段：渐恢复至非孕时的子宫峡部 ⑤ 宫颈：产后4周恢复至非孕时形态，宫颈外口由未产型“O”变为已产型‘—”
阴道	分娩后阴道腔扩大、阴道壁松弛、肌张力低，均于产褥期逐渐恢复，但阴道于产褥期结束时尚不能恢复至未孕时的紧张度
外阴	分娩后外阴轻度水肿，产后2～3日渐消退；会阴部轻度撕裂或后侧切开缝合，均能在产后3～4日愈合；处女膜变为残缺的处女膜痕
盆底组织	产褥期做产后健身操利于盆底组织恢复；损伤过重、产褥期过早从事重体力活动、分娩次数多、间隔时间短，则难以恢复正常，是导致阴道壁及子宫脱垂的重要原因
乳房	泌乳：雌、孕激素及胎盘生乳素骤降→催乳素释放因子→催乳素↑→泌乳
循环系统	循环血量于产后72 h内增加15%～25%，需注意预防心力衰竭；产后2～3周恢复至未孕状态
血液系统	① 产褥早期血液仍处于高凝状态，血纤维蛋白原、凝血酶、凝血酶原于产后2～4周降至正常 ② 血红蛋白水平于产后1周回升 ③ 白细胞总数仍较高，可达（15～30）$\times 10^9$/L，1～2周恢复正常 ④ 血细胞沉降率于产后3～4周降至正常

注：从胎盘娩出至产妇全身器官（除乳腺外）恢复至正常未孕状态所需的一段时期，称产褥期，通常规定为6周；产褥期子宫变化最大，子宫复旧需时6周。

二、产褥期的临床表现

产褥期的主要表现

生命体征变化少，子宫复旧宫缩痛，产后出汗量增大，恶露月余才失踪。

表 17-2 产褥期的临床表现

临床表现	基本要点
生命体征	
体温	多数在正常范围；产后 3 ～ 4 日可有泌乳热，达 37.8 ～ 39℃，需排除其他原因尤其是感染性发热
脉搏	正常范围
呼吸	妊娠期的胸式呼吸→胸腹式呼吸，14 ～ 16 次 / 分
血压	变化不大
子宫复旧	胎盘娩出后，子宫圆而硬，宫底脐下一指；产后第 1 日可升至脐平，之后每日下降 1 ～ 2 cm，产后 10 日降入盆腔内
产后宫缩痛	产后 1 ～ 2 日出现，持续 2 ～ 3 日消失，哺乳时加重，多见于经产妇；不需特殊处理
恶露	见表 17-3
产褥汗	产后一周内大量排汗，以夜间睡眠和初醒时为著，不属病态

表 17-3 产后不同恶露的特点

恶露	内容物	色泽	镜下	持续时间
血性恶露	含大量血液	色鲜红	多量红细胞、坏死蜕膜组织、少量胎膜	3 ～ 4 天
浆液性恶露	少量血液，似浆液	色淡红	较多的坏死蜕膜组织、宫颈黏液、宫腔渗出液，有细菌	10 天
白色恶露	含大量白细胞，黏稠	色泽较白	大量白细胞、坏死蜕膜组织、表皮细胞及细菌	3 周

注：正常恶露有血腥味，无臭味，持续 4 ～ 6 周，总量 250 ～ 500 ml。

三、产褥期处理

重视产褥期的处理

产后 2 时易生变，严密观察莫大意。促进产妇早康复，产褥期间多护理。

子宫复旧及恶露，排尿排便及饮食。稳定情绪多安慰，会阴乳房勤护理。

表 17-4　产褥期处理

处理措施	基本要点
产后 2 h	易发生严重并发症，严密观察；协助产妇首次哺乳；观察阴道出血量；监测血压、脉搏 注意宫缩、宫高和膀胱充盈情况： ① 宫缩乏力→宫缩剂 + 按摩 ② 宫腔积血（阴道流血不多，宫缩不良，宫底上升）→宫缩剂 + 按压宫底 ③ 阴道后壁血肿（肛门坠胀感）→肛查
饮食	产后 1 h 内进流食或清淡半流食，以后进软食；营养丰富，包含足够热量和水分；哺乳者多进食富含蛋白质和汤汁的食物，适当补充维生素和铁剂
排尿与排便	产后 4 h 内应排尿；鼓励多吃蔬菜，早日下床活动，避免便秘
观察子宫复旧及恶露	子宫复旧：每日应在同一时间测量宫底高度（排尿、按摩使子宫收缩后测） 恶露：量多，色红，有腐臭味，持续时间长→提示子宫复旧不全→使用宫缩剂 子宫有压痛→提示合并感染→使用抗生素
会阴处理	① 保持会阴清洁及干燥，行会阴切开术者每日检查切口情况 ② 擦洗外阴，每日 2 次或 3 次 ③ 会阴水肿者，50% $MgSO_4$ 湿热敷 ④ 产后 24 h 红外线照射 ⑤ 行会阴切开术者于产后 3 ～ 5 天拆线，感染者提前拆线引流、扩创，定时换药
观察情绪变化	鼓励、安慰
乳房护理	① 提倡母乳喂养，按需哺乳，产后半小时开始哺乳 ② 异常情况处理 乳胀：哺乳前热敷，按摩，频繁哺乳、排空乳房 催乳：树立信心，指导哺乳方法，调节饮食 退乳：停止哺乳，不排空乳房，少进饮食，药物退奶 乳头皲裂：哺乳前热敷，哺乳后用乳汁或抗生素软膏涂抹乳头及乳晕，重者停止哺乳

四、产褥期保健

产褥期保健要点

饮食起居要注意，适当活动多受益，指导避孕很重要，产后检查有意义，
防止出血和感染，促进功能早恢复。

表 17-5　产褥期保健要点

保健要点	说明
起居饮食	合理饮食，注意休息，3 周后可进行家务劳动

续表

保健要点	说明
适当活动	① 产后尽早适当活动 ② 阴道自然分娩者，产后 6 ~ 12 h 可起床轻微活动，产后 2 日可正常活动，配合产后健身操 ③ 会阴后侧切开或剖宫产者，可适当推迟活动时间，拆线伤口不痛后做产后健身操；运动量应循序渐进
指导避孕	恢复性生活者应避孕，哺乳者工具避孕，不哺乳者可药物避孕
产后检查	
产后访视	由社保人员在产妇出院后 3 日内、产后 14 日和 28 日随访，了解产妇饮食、睡眠及心理状况，哺乳情况，子宫复旧及恶露，会阴切口、剖宫产切口等
产后健康检查	产后 42 日医院常规随诊，进行全身检查和妇科检查

注：产褥期保健的目的是防止产后出血、感染等并发症，促进产后生理功能恢复。

第十八章　产褥期并发症

一、产褥感染

产褥感染概况

产褥感染病原多，常见类型有多种。

表 18-1　产褥感染常见病原体及临床特点

分类	来源	典型病原菌	临床特点
需氧性链球菌	外源性	β-溶血性链球菌（致病性最强）	发热早、体温超过38℃、寒战、心率加快、腹胀、子宫复旧不良、宫旁压痛、败血症
厌氧革兰氏阳性球菌	内源性	消化链球菌和消化球菌	常与大肠埃希菌混合感染，产生臭味
大肠埃希菌属	内源性	大肠埃希菌、革兰氏阴性杆菌、变形杆菌	产生内毒素，是引起菌血症和感染性休克最常见的病原菌
葡萄球菌	外源性和内源性	金黄色葡萄球菌和表皮葡萄球菌	金黄色葡萄球菌可引起伤口化脓，对青霉素可产生耐药；表皮葡萄球菌引起感染较轻
类杆菌属	外源性	脆弱类杆菌、产色素类杆菌	加速血液凝固，可引起感染邻近部位血栓性静脉炎
厌氧芽孢梭菌	外源性	产气荚膜梭菌	溶解蛋白质产气及溶血，轻者表现为子宫内膜炎、腹膜炎，重者表现为溶血、黄疸、血红蛋白尿、急性肾衰竭、循环衰竭、气性坏疽而死亡
支原体、衣原体、淋病奈瑟菌等	外源性和内源性	解脲支原体、人型支原体、沙眼衣原体、淋病奈瑟菌	表现轻微

产褥感染的临床表现

产褥感染多类型，临床表现各不同。发热疼痛恶露异，三大症状却相同。

表 18-2 产褥感染病理及临床表现

病理		临床表现
急性外阴、阴道、宫颈炎	大肠埃希菌、葡萄球菌感染为主	① 外阴：裂伤或会阴切口，表现为局部伤口红肿、发硬、裂开、压痛、脓性分泌物 ② 阴道：裂伤、挫伤，表现为黏膜充血、水肿、溃疡、脓性分泌物增多 ③ 宫颈：裂伤，感染向深部蔓延达宫旁组织，引起盆腔结缔组织炎
急性子宫内膜炎、子宫肌炎	病原体经胎盘剥离面侵入，扩散到子宫蜕膜称子宫内膜炎，侵及子宫基层称为子宫肌炎	① 内膜充血坏死、阴道大量脓性分泌物，有臭味 ② 脓性恶露、下腹痛及压痛、白细胞增多，可有高热、寒战
急性盆腔结缔组织炎、急性输卵管炎	病原体经宫旁淋巴和血行达宫旁组织，形成炎性包块，波及输卵管	① 症状：下腹痛伴肛门坠胀、寒战、高热 ② 体征：下腹压痛、反跳痛、肌紧张，宫旁组织增厚或包块、形成“冰冻骨盆”，淋菌感染形成脓肿后，高热不退
急性盆腔腹膜炎及弥漫性腹膜炎	炎症发展→盆腔腹膜炎→弥漫性腹膜炎	① 症状：高热、恶心、呕吐、腹胀、腹泻、里急后重、排尿困难等 ② 体征：下腹压痛、反跳痛
血栓性静脉炎	厌氧菌侵及子宫静脉、卵巢静脉、髂内静脉、髂总静脉及阴道静脉，促成凝血	① 症状：寒战与高热持续或反复发作，产后 1 ~ 2 周多见。下肢血栓性静脉炎，表现为弛张热、下肢持续性疼痛 ② 体征：局部静脉压痛，“股白肿”
脓毒血症及败血症	① 感染血栓脱落入血循环→脓毒血症 ② 大量细菌入血循环并繁殖→败血症	持续高热寒战、全身明显中毒症状，可危及生命

注：产褥感染三大症状：发热、疼痛、异常恶露。

产褥感染的治疗

应用有效抗生素，控制感染最为重。脓腔切开和引流，必要之时切子宫。

表 18-3 产褥感染的治疗

产褥感染	基本要点
诊断	
询问病史及分娩经过	产后发热需排除引起产褥感染的其他疾病
全身及局部检查	确定病变部位和严重程度
辅助检查	B 超、彩超、CT、MRI
确定病原体	血培养、厌氧菌培养、药敏试验

续表

产褥感染	基本要点
治疗	
一般治疗	半卧位，支持疗法
切开引流	已形成脓肿时，应切开引流
胎盘、胎膜残留处理	控制感染＋清宫
抗生素	药敏试验前选广谱高效抗生素，中毒症状严重者短期给予肾上腺皮质激素
适量选用肝素钠	用于治疗血栓性静脉炎
手术治疗	必要时行子宫切除术

二、晚期产后出血

晚期产后出血的处理

产后出血原因多，病因治疗莫放松，控制感染促宫缩，出血难控切子宫。

表 18-4　晚期产后出血概况

项目	基本要点
病因及临床表现	见表 18-5
诊断	
病史	产后恶露不尽，有异味，反复或突然阴道流血
症状	除阴道流血外，一般合并腹痛、发热；严密消毒后双合诊子宫增大、变软，宫口松弛
辅助检查	血、尿常规，宫腔分泌物检查，超声了解宫内残余及剖宫产切口情况
治疗	
少量及中等量阴道流血	给予抗生素、子宫收缩剂及支持疗法
疑有胎盘、胎膜、蜕膜残留或胎盘附着复旧不全	可行刮宫术，刮出物送病检；术后继续应用抗生素及子宫收缩剂
疑剖宫产术后出血	少量阴道流血予以抗生素及支持疗法，密切观察；若大量阴道流血，应积极抢救，必要时剖腹探查，若出血难以控制，酌情做低位子宫全切除术或子宫全切除术
肿瘤引起的阴道流血	应按肿瘤性质、部位做相应处理

表 18-5　晚期产后出血病因及临床表现

病因	发生时间	症状	体征
胎盘、胎膜残留	产后 10 天左右	血性恶露持续时间长，反复出血或突然大量流血	子宫复旧不全、宫口松弛，偶可触及残留组织
蜕膜残留	产后 1 周后	临床表现与胎盘残留类似，病理检查确诊	
子宫胎盘附着面感染或复旧不全	产后 2 周左右	突然大量阴道流血	子宫大而软，宫口松弛，阴道及宫口有血凝块

续表

病因	发生时间	症状	体征
感染	产褥期	阴道异常出血	子宫复旧不全
剖宫产术后子宫伤口裂开	术后 2 ~ 3 周	大量阴道流血甚至休克	切口愈合不良
其他	产后滋养细胞肿瘤、黏膜下肌瘤等	阴道异常出血	出现相应体征

注：分娩结束 24 h 以后，产褥期内发生的子宫大量出血，为晚期产后出血；临床表现为持续或间断阴道流血，有时是突然阴道大量流血，可引起失血性休克。

三、产后抑郁症

产后抑郁症

抑郁指标有多种，心理治疗最为重。

表 18-6　产后抑郁症

项目	基本要点
诊断标准	（1）在产后 2 周内出现以下 5 条或 5 条以上的症状，其中①②两条为必备： ① 情绪抑郁 ② 对全部或多数活动明显缺乏兴趣或愉悦感 ③ 体重明显下降或增加 ④ 失眠或睡眠过度 ⑤ 精神运动性兴奋或阻滞 ⑥ 疲劳或乏力 ⑦ 遇事均感毫无意义或有自罪感 ⑧ 思维能力减退或注意力不集中 ⑨ 反复出现想死亡的想法 （2）在产后 4 周内发病
治疗	① 心理治疗 ② 药物治疗：氟西汀、帕罗西汀、舍曲林、阿米替林
预防	① 加强保健及知识宣教 ② 对精神病家族史者严密观察及指导 ③ 产程中严密指导及关怀 ④ 对不良分娩史者解释原因，增强其信心

第十九章　妇科病史及检查

一、妇科病史

妇科病史的内容

妇科病史同一般，月经婚育仔细谈。

表 19-1　妇科病史主要内容

项目	主要内容
一般情况	姓名、年龄、职业、住址、入院时间、病史陈述者及可靠程度等
主诉	促使患者就诊的主要症状或体征及持续时间，通常不超过 20 字
现病史	按时间顺序详细记录此次疾病的发生、演变、诊疗等情况
既往史	既往的健康情况、疾病史、手术外伤史、输血史、过敏史等
月经史	包括初潮年龄、月经周期、经期持续时间、经量多少和经期症状等，表示为初潮时间（经期 / 周期）。常规询问并记录末次月经（LMP）
婚育史	结婚年龄、婚次、男方健康状态、足月产、早产及流产次数等
个人史	生活及居住、工作、出生地情况，以及有无烟、酒等嗜好，有无疫区接触史
家族史	家族中有无遗传病、肿瘤及传染病史

二、体格检查

妇科体检

盆腔检查是重点，全身腹部亦应检。

表 19-2　妇科体格检查

项目	说明
全身检查	
生命体征	体温、脉搏、呼吸及血压
一般情况	神志、精神、体态、全身发育、皮肤和毛发分布、身高和体重等
内科情况	浅表淋巴结（尤其是左锁骨上和腹股沟淋巴结）、头部器官、乳房（发育、有无包块及分泌物）、心、肺、脊柱、四肢、神经系统等
腹部检查	
视诊	外观（隆起、舟状腹或蛙腹），有无瘢痕、静脉曲张、腹壁疝等
触诊	各象限有无压痛、反跳痛、肌紧张；有无包块（部位、大小、质地、活动度等），肝、脾有无增大及压痛
叩诊	有无移动性浊音
听诊	肠鸣音是否活跃

续表

项目	说明
盆腔检查	
外阴	发育、皮肤及黏膜色泽、毛发分布，有无皮疹、溃疡、赘生物
阴道	阴道前后壁和穹窿的黏膜颜色、皱褶，有无赘生物、溃疡，分泌物的量、性质(黏稠、清亮、脓性)、颜色、异味等，必要时取分泌物检查
宫颈	大小、颜色、形状，有无出血、糜烂、赘生物、溃疡、裂伤等，必要时采集宫颈外口脱落细胞检查
子宫	位置、大小、硬度、活动度、有无压痛
附件	左、右两侧有无增厚、包块及压痛。若扪及包块，应描述其大小、质地（囊性、实性，硬度）、活动度、边界是否清楚、外形是否规则、表面是否光滑以及与子宫及盆腔脏器的关系等

三、妇科疾病常见症状的鉴别诊断

妇科疾病的鉴别诊断

阴道流血异常带，外阴瘙痒下腹痛，还有肿块在下腹，常见症状共五种。

各自原因有多种，鉴别诊断基本功。

表 19-3　白带异常的常见病因及情况

白带异常病因	临床表现
滴虫阴道炎	黄色泡沫状稀薄白带，伴瘙痒
念珠菌性外阴阴道炎	豆渣或凝乳样白带，伴瘙痒
细菌性阴道炎	灰白色匀质、血腥味白带
慢性宫颈炎	白带外观正常，但是显著增多
急性阴道炎、宫颈炎、盆腔炎等感染性疾病	脓性白带，伴有异味
输卵管癌	大量血性或黄色白带
宫颈癌、宫颈糜烂样改变、宫颈息肉、子宫内膜癌、子宫黏膜下肌瘤	血性白带
晚期宫颈癌伴感染、阴道癌	淘米水样白带、伴恶臭

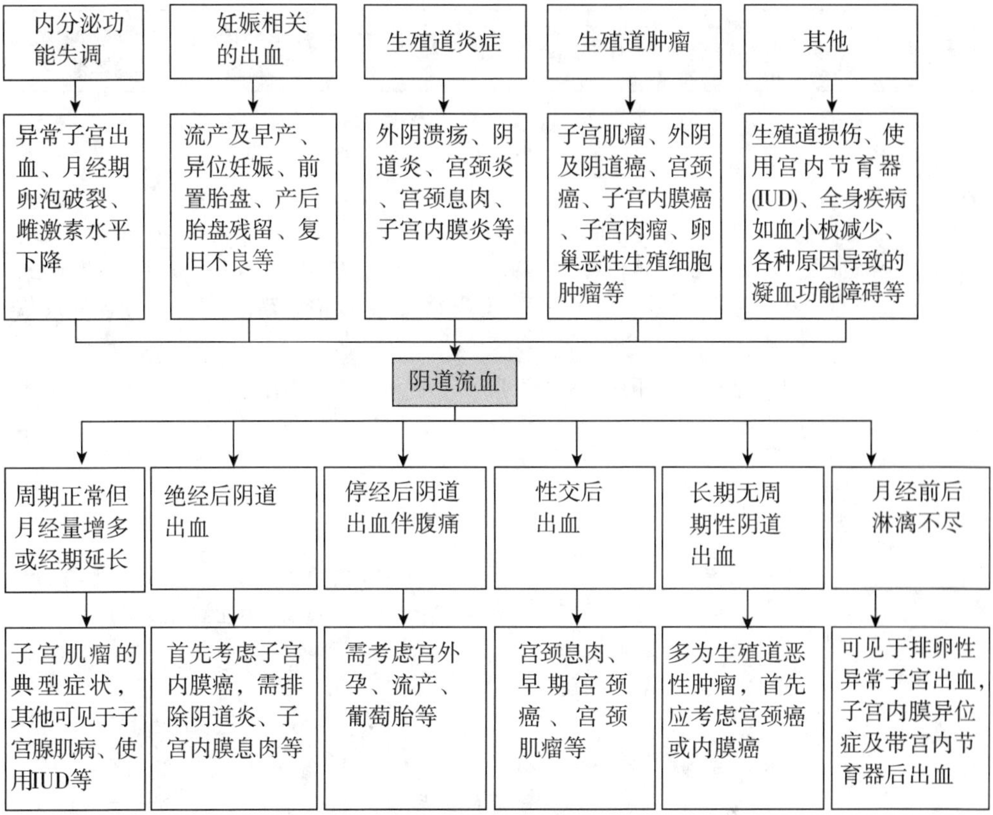

图 19-1　阴道流血常见原因及表现

阴道流血是最常见的主诉。阴道、宫颈、宫体、输卵管和卵巢的病变均可能引起阴道出血

表 19-4　妇科常见疾病的腹痛特点

	常见疾病	起病	腹痛部位	疼痛性质和特点	伴随症状及特征	辅助检查及其他
炎症	急性盆腔炎	急	下腹正中或两侧	明显、持续性下腹痛	高热、全身感染征兆、一侧或双侧下腹压痛	血象升高
	急性阑尾炎	急	起于中上腹继而转至右下腹	持续性痛逐渐加剧	麦氏点压痛及反跳痛	白细胞计数增高
卵巢囊肿或肿瘤	卵巢肿瘤扭转	急骤	一侧下腹部	突然一侧下腹痛，其程度随扭转情况而异，疼痛可进行性加重	低热，严重者出现全腹痛、恶心、呕吐及感染征兆	既往有卵巢肿瘤史，B超提示附件包块

续表

	常见疾病	起病	腹痛部位	疼痛性质和特点	伴随症状及特征	辅助检查及其他
卵巢囊肿或肿瘤	卵巢肿瘤破裂	急骤	全腹	突发剧烈腹痛，由下腹扩散到全腹	腹膜刺激征、腹块缩小、压痛	卵巢肿瘤史，腹痛后腹块消失或缩小
	子宫内膜异位囊肿	缓	下腹正中或两侧	经期或经后半期隐痛或胀痛，可有腰骶痛或性交痛	附件区可扪及厚壁囊肿、后陷凹触痛结节	继发性、进行性加重的痛经，不孕，腹腔镜检查可确诊
阴道、子宫发育异常	处女膜闭锁 先天无阴道 阴道闭锁 宫颈闭锁	缓慢	下腹正中	周期性下腹痛，逐渐加重可呈急腹症	前庭区紫蓝色包块外突，子宫可胀大，触痛。可出现阴道、宫腔积血	多为青春期少女，无月经，B超可辅助诊断
妊娠相关腹痛	输卵管妊娠破裂	急骤或缓慢	多为一侧腹痛，可进行性加重为全腹痛	下腹隐痛、胀痛后剧烈撕裂疼痛	多伴阴道流血、下腹痛、内出血征，严重者伴休克	hCG（+），B超提示内出血和附件包块，多有不孕病史或多次人工流产
	流产	缓或急	下腹正中	停经后阴道流血前后的阵发性、宫缩样疼痛，少绞痛	阴道流血、流液，子宫增大、宫颈口开放，有时伴妊娠物排出	hCG（+）、B超提示宫内妊娠

表 19-5　外阴瘙痒的原因

原因分类	原因举例
局部原因	念珠菌性外阴阴道炎和滴虫阴道炎是最常见原因，其他还有细菌性阴道炎、萎缩性阴道炎、阴虱、疥疮、蛲虫病、寻常疣、疱疹、湿疹、外阴鳞状上皮增生、药物过敏或护肤品刺激及不良卫生习惯
全身原因	糖尿病、黄疸、维生素A和B缺乏、重度贫血、白血病、妊娠期肝内胆汁淤积症等

表 19-6　常见腹部肿块的特点

	部位	特点
子宫		
妊娠子宫	下腹正中	中青年，有停经史，子宫大小与停经月份相等
子宫肌瘤	下腹正中	子宫多不均匀增大，表面有单个或多个隆起，有月经过多
子宫腺肌病	下腹正中	子宫均匀增大，多不超过孕 3 个月大小，质硬有压痛，进行性痛经，有月经量增多
子宫内膜癌	下腹正中	40 岁以后女性，有阴道不规则出血或绝经后阴道出血，子宫稍增大
子宫肉瘤	下腹正中	子宫迅速增大伴阴道不规则流血
阴道闭锁、先天无阴道、处女膜闭锁	下腹正中	青春期少女，无月经，周期性下腹痛，逐渐加重可呈急腹症
附件		
输卵管妊娠	下腹一侧	中青年女性，肿块大小、性状不一，主要有停经、腹痛及阴道不规则流血史
炎症肿块	下腹一侧或双侧	肿块大小、性质不一，与子宫有粘连、压痛。急性患者有发热、腹痛、血象增高，慢性患者有不孕及长期隐痛
卵巢巧克力囊肿	下腹一侧	多见于中青年女性，中等大小、与子宫粘连，有压痛，患者有痛经史
卵巢良性肿瘤	多为下腹一侧	多为囊性、活动、表面光滑
卵巢恶性肿瘤	多为下腹双侧	多见于老年女性，实性、双侧、固定、表面结节状，伴血性腹水，患者消瘦、恶病质
肠道		
粪块嵌顿	左下腹	圆锥形，5 cm 大小，实性可推动，排便或灌肠后消失
肠管或大网膜粘连	位置不定	肿块边界不清楚，叩诊为鼓音，既往有盆腔手术史或感染史
阑尾周围脓肿	右下腹	边界不清，有明显压痛。患者有转移性右下腹疼痛、发热、白细胞增多
充盈膀胱	下腹正中	囊性，光滑，固定，导尿后消失
腹壁或腹腔肿块		
腹腔大量腹水	全腹	脐周为鼓音，两侧为浊音
结核性包裹积液	位置不定	青年女性，肿块大小不一、囊性、形状不规则、光滑、界限不清、固定，患者有低热盗汗史，伴月经失调和不孕，血沉升高、结核菌素试验为强阳性
腹壁血肿或脓肿	腹壁内	患者有腹部手术史或外伤史；若患者抬头会使腹肌紧张，肿块更明显

第二十章　外阴上皮非瘤样病变

一、外阴白色病变

外阴白色病变概况

阴红白斑呈奇痒，病伴萎缩苔藓样。局部治检除癌变，止痒外用皮康霜。

睾丸酮膏鱼肝油，或者手术与激光。

注：外阴白色病变包括外阴鳞状上皮细胞增生和外阴硬化性苔藓两种疾病。

表 20-1　外阴鳞状上皮细胞增生

项目	基本要点
病理	主要组织病理变化为表皮层角化过度和角化不全，棘细胞层不规则增厚，上皮脚向下延伸，上皮脚之间的真皮层乳头明显，并有轻度水肿以及淋巴细胞和少量浆细胞浸润；但上皮细胞层次排列整齐、极性保持，细胞的大小和形态、染色均正常
临床表现	外阴瘙痒是此病的最主要症状，主要累及大阴唇、阴唇间沟、阴蒂包皮、阴唇后联合等处，常呈对称性。早期病变较轻时，皮肤颜色暗红或粉红，角化过度部位则呈现白色
诊断与鉴别诊断	除上述临床症状及体征外，主要依靠病理检查方能确诊，特别是有无不典型增生和癌变，病理检查更是唯一确诊手段；外阴鳞状上皮细胞增生应与白癜风等相鉴别（表 20-2）
治疗	
一般治疗	包括保持外阴部皮肤清洁、干燥，不食辛辣和过敏食物。衣着要宽大，凡精神较紧张、瘙痒症状明显以致失眠者，可加用镇静、安眠和抗过敏药物以加强疗效
局部药物治疗	目的在于控制局部瘙痒。采用糖皮质激素局部治疗
物理治疗	对缓解症状、改善病变有一定效果
手术治疗	一般仅适用于：①局部病损组织出现不典型增生或有恶变可能者；②反复应用药物或物理治疗无效者

表 20-2　外阴鳞状上皮细胞增生鉴别诊断

疾病	症状	体征	辅助检查
外阴鳞状上皮细胞增生	外阴瘙痒	常呈对称性，早期皮肤颜色暗红或粉红，角化过度部位则呈白色；晚期则皮肤增厚，色素增加	病理可确诊
硬化性苔藓	外阴瘙痒	常呈对称性，早期皮肤发红、肿胀，出现小丘疹；晚期皮肤黏膜变白、变薄，失去弹性，干燥易皲裂	病理可确诊

续表

疾病	症状	体征	辅助检查
外阴上皮内瘤变	外阴瘙痒	常不对称，局部皮肤发白、质硬，可有溃疡形成	病理可确诊
外阴癌	外阴瘙痒	常不对称，局部皮肤发白、质硬，可有溃疡形成	病理可确诊
外阴白癜风	无症状	病变区皮肤弹性好，界限分明，可有全身其他皮肤病变	病理可确诊
外阴白化病	无症状	病变区皮肤弹性好，可有全身其他皮肤病变	病理可确诊
继发性外阴色素减退	外阴瘙痒或不适	有其他外阴阴道炎症表现	阴道分泌物可发现滴虫、真菌、线索细胞等

表 20-3　外阴硬化性苔藓

项目	基本要点
病理	病变早期真皮乳头层水肿，晚期出现均质化，有淋巴细胞和浆细胞浸润，表皮过度角化及黑色素细胞减少
临床表现	主要表现为外阴区瘙痒及外阴烧灼感；病损常位于大阴唇、小阴唇、阴蒂包皮、阴唇后联合及肛周，多呈对称性；早期皮肤发红、肿胀，出现粉红、象牙白色或有光泽的多角形平顶小丘疹，中心有角质栓；晚期皮肤菲薄、皱缩似卷烟纸，阴道口挛缩狭窄
诊断和鉴别诊断	一般根据临床表现做出诊断，病理检查是唯一最后诊断方法。外阴硬化性苔藓应与老年生理性萎缩（表 20-4）、外阴白癜风、外阴白化病相鉴别
治疗	
一般治疗	与外阴鳞状上皮细胞增生治疗相同
局部药物治疗	目前认为丙酸睾酮局部涂擦是治疗外阴硬化性苔藓的标准方法
全身用药	阿维 A 胶囊，20 ~ 30 mg/d，口服
物理治疗	与外阴鳞状上皮细胞增生治疗相同
手术治疗	很少采用

表 20-4　外阴硬化性苔藓的鉴别诊断

	外阴硬化性苔藓	老年生理性萎缩
发病年龄	绝经后妇女、青春期少女及幼女	老年女性
病因	不明	生理性经过
临床表现	外阴瘙痒、萎缩，皮肤颜色发白、发亮，常伴皲裂及脱皮	伴有全身皮肤萎缩、变薄，无自觉不适，外阴皮肤无色泽改变，大阴唇变平，小阴唇退化

续表

	硬化性苔藓	老年生理性萎缩
组织学检查	外阴皮肤表层萎缩、角化过度，毛囊角质栓塞，棘层细胞变薄伴基底细胞液化变性，黑素细胞减少，上皮脚变钝或消失，真皮层淋巴细胞及浆细胞浸润	外阴皮肤各层组织及皮下脂肪层均萎缩，表皮无角化过度及黑素细胞减少

二、其他外阴皮肤病

其他外阴皮肤病

外阴其他皮肤病，色素减退白癜风，还有外阴白化病，预后转归各不同。

表 20-5 其他外阴皮肤病

	外阴白癜风	外阴白化病	继发性外阴色素减退疾病
病因	不明，可能与自身免疫有关	异源性常染色体隐性遗传性疾病	各种慢性外阴病变，如糖尿病外阴炎、念珠菌性外阴阴道炎、外阴擦伤、外阴湿疣等
发病年龄	任何年龄，青春期发病多见	胎儿期发病	任何年龄
病理	黑素细胞被破坏	基底层中仅含大而灰白的不成熟黑素细胞	外阴表皮角化过度，角化表皮常脱屑而呈白色
临床表现	患者无自觉不适，外阴大小不等、形态不一、单发或多发的白色斑片区，白色区周围往往有色素沉着，界限分明；病变区皮肤光滑、弹性正常，身体其他部位也可伴发白癜风	无自觉症状，可为全身性，也可能仅在外阴局部出现白色病变，淡黄色阴毛，外阴、大阴唇皮肤呈乳白色或粉红色，小阴唇、阴道黏膜色鲜红	多有局部瘙痒、灼热甚至疼痛等自觉症状，角化表皮脱屑后呈白色
治疗	通常不需治疗	无需治疗	针对原发病治疗，同时注意个人卫生，内裤宽大、透气，保持外阴干燥、清洁，清水清洗外阴
预后及转归	极少转化为癌，无法治愈，病情易反复	不会发生癌变，不能治愈	原发病治愈后白色区消失，表皮脱屑区涂油脂后白色减退

注：还有贝赫切特病，即眼、口、生殖器综合征，主要表现为毛细血管病变，可能与微生物感染、非特异性免疫高活性有关。

第二十一章　外阴及阴道炎症

一、非特异性外阴炎

非特异性外阴炎概况

外阴炎症非特异，急性慢性两类型，局部用药有疗效，病因治疗更重要。

表 21-1　非特异性外阴炎概况

项目	基本要点
病因	阴道分泌物过多、尿瘘患者的尿液及糖尿病患者的尿糖刺激、外阴皮肤不洁等
临床表现	外阴皮肤瘙痒、疼痛或灼热感；白带多、脓性；局部发红、肿胀；重者可发生溃疡，导致双侧小阴唇粘连，引起排尿疼痛或困难；有时也可引起体温升高及白细胞数增多
治疗	注意外阴清洁；外阴部用 1∶5 000 高锰酸钾液坐浴，每日 2 次，坐浴后局部涂以抗生素软膏；有发烧及白细胞增高者，可口服或肌内注射抗生素

二、前庭大腺炎

前庭大腺炎概况

局部硬结红肿痛，发生化脓有波动，慢性管塞常单侧，无痛肿物是囊肿。

抗菌坐浴与外敷，切开引流妥排脓。

表 21-2　前庭大腺炎概况

项目	基本要点
病因	① 性交、分娩等污染外阴部时病原体易于侵入 ② 主要为葡萄球菌、大肠埃希菌、肠球菌 ③ 由于性传播疾病的发生率高，淋病奈瑟菌及沙眼衣原体已成为常见的病原体 ④ 前庭大腺脓肿：急性炎症发作时病原体侵入腺管→阻塞腺管口→脓液不能外流→脓肿形成
临床表现	表现为红、肿、热、痛、行走不便；当脓肿形成时，肿块直径可达 3 ~ 6 cm，局部可触及波动感，部分患者出现发热等全身症状；当脓肿内压力增大则自行破溃，如破口大，可自行引流，炎症消退而痊愈；破口小，炎症持续不退，反复发作
治疗	① 抗生素（分泌物培养 + 药敏，或联合应用） ② 清热、解毒中药局部热敷或坐浴 ③ 脓肿形成后需造口术：宜大，可用激光或手术

三、前庭大腺囊肿

前庭大腺囊肿概况

前庭大腺管堵塞，分泌物质难排出，外阴肿胀或不适，可用激光或手术。

表 21-3 前庭大腺囊肿概况

项目	基本要点
病因	① 脓液吸收后黏液分泌代替 ② 腺腔内黏液浓稠，先天性腺管狭窄，腺体开口阻塞→分泌物积聚→囊肿 ③ 外阴阴道裂伤，瘢痕形成阻塞腺开口
临床表现	小——无症状；大——外阴肿胀或性交不适
治疗	造口术：可采用激光、手术等方法 剥除术：近年已少用

四、阴道炎

阴道炎概况

阴道炎症有多种，按照病因分四型，滴虫霉菌细菌性，年老常患老年性。

细菌性阴道炎

厌氧菌狂酸菌降，加德纳菌最疯狂，死鱼烂虾腥臭味，大量白带少瘙痒。

白带易擦无炎症，线索细胞胺试阳，酸液冲洗复酸性，灭滴氯洁杀菌强。

表 21-4 滴虫阴道炎、念珠菌性外阴阴道炎、细菌性阴道病、老年性阴道炎的比较

项目	滴虫阴道炎	念珠菌性外阴阴道炎（外阴阴道假丝酵母菌病）	细菌性阴道病	老年性阴道炎（萎缩性阴道炎）
病因	阴道毛滴虫	念珠菌	正常菌群失调	致病菌
传染方式	性交传播、衣物、浴池、器械等接触传播	内源性传染、接触感染		
症状	分泌物增多，外阴瘙痒	重度瘙痒、灼痛	分泌物增多，伴轻度瘙痒	分泌物增多，外阴瘙痒、灼热感
分泌物特点	稀薄脓性、黄绿色、泡沫状、有臭味	白色稠厚呈凝乳或豆腐渣样	灰白色稀薄匀质，腥臭味	稀薄，淡黄色，严重者呈脓血性白带
阴道黏膜	散在出血点	红斑，水肿，糜烂	正常	皱襞消失，黏膜充血，散在出血点或溃疡
阴道 pH	5 ~ 6.5	< 4.5	> 4.5	
胺试验	-	-	+	-
显微镜检查	阴道毛滴虫，大量白细胞	芽胞及假菌丝，少量白细胞	线索细胞，几乎无白细胞	

续表

项目	滴虫阴道炎	念珠菌性外阴阴道炎（外阴阴道假丝酵母菌病）	细菌性阴道病	老年性阴道炎（萎缩性阴道炎）
治疗	全身用药，如甲硝唑	消除诱因，局部或全身用抗真菌药物	抗厌氧菌药物（甲硝唑、克林霉素等）	1% 乳酸或 0.5% 醋酸液冲洗，抗生素，雌激素

五、婴幼儿外阴阴道炎

婴幼儿外阴阴道炎概况

婴幼外阴阴道炎，外阴阴道流脓液，应用相应抗生素，杀灭相应病原体。

表 21-5　婴幼儿外阴阴道炎

项目	说明
易感因素	
解剖特点	外阴发育差，不能遮盖尿道口及阴道前庭
阴道环境特殊	雌激素水平低、阴道上皮薄、pH 6 ～ 8、抵抗力低
卫生习惯不良	外阴不洁、粪便污染、外阴损伤、蛲虫感染
异物	阴道误放异物，继发感染
病原体	① 大肠埃希菌、葡萄球菌、链球菌 ② 淋病奈瑟菌、阴道毛滴虫、白念珠菌
临床表现	
症状	① 阴道分泌物增多，呈脓性 ② 尿频、尿急、尿痛，排尿时尿流变细、分道或尿不成线 ③ 患儿哭闹，烦躁不安或用手搔抓外阴
体征	① 外阴、阴蒂、尿道口、阴道口黏膜充血、水肿 ② 脓性分泌物自阴道口流出 ③ 小阴唇粘连
诊断	① 典型的临床表现 ② 细棉拭子取阴道分泌物找阴道毛滴虫、白念珠菌等病原体 ③ 必要时细菌培养
治疗	① 保持外阴清洁、干燥，减少摩擦 ② 针对病原体口服相应的抗生素 ③ 对症处理：有蛲虫者，驱虫治疗；阴道异物，及时取出；阴唇粘连者，外涂雌激素软膏后多可松解，严重者分离粘连

第二十二章　子宫颈炎症

一、急性子宫颈炎

急性子宫颈炎概况

阴道分泌黏脓液，宫颈充血又水肿，棉拭擦拭见脓血，抗生素药快应用。

表 22-1　急性子宫颈炎

项目	基本要点
临床表现	大部分患者无症状，有症状者主要表现为阴道分泌物增多，呈黏液脓性；妇科检查见宫颈充血、水肿、黏膜外翻，宫颈管有脓性分泌物附着或流出
诊断	① 出现两个特征性体征之一，显微镜检查子宫颈或阴道分泌物白细胞增多，可做出急性宫颈炎症的初步诊断。两个特征性体征为：宫颈管或宫颈管棉拭子标本上，肉眼见到脓性或黏液脓性分泌物；棉拭子擦拭宫颈管时，易诱发宫颈管内出血 ② 白细胞检测 ③ 病原体检测
治疗	主要为抗生素药物治疗，有性传播疾病高危因素的年轻女性，未获得病原体检测结果时即可给予治疗；对获得病原体检测结果者，针对病原体选择抗生素。若感染淋病奈瑟菌或衣原体，应对其性伴侣进行检查及治疗

二、慢性子宫颈炎

慢性子宫颈炎概况

带多腰骶下坠胀，妇检糜烂最常见，肥大息肉或囊肿，刮片镜检除癌样。

抗菌冲洗把药上，激光电疗效果强。

表 22-2　慢性子宫颈炎

项目	基本要点
临床表现	多数患者无症状，妇科检查发现子宫糜烂样改变，子宫颈息肉或肥大
诊断	根据临床表现可初步做出慢性子宫颈炎诊断，需与子宫颈柱状上皮异位和子宫颈上皮内瘤变、子宫颈腺囊肿、子宫急性肿瘤相鉴别
治疗	有炎症、糜烂样表现及宫颈息肉以局部治疗为主，治疗前必须排除宫颈上皮内瘤变及宫颈癌；无症状的生理性宫颈糜烂样改变无需处理

第二十三章　盆腔炎性病及生殖器结核

一、盆腔炎性病

急性盆腔炎

寒战高热下腹痛，子宫压痛不能动，附件压痛肌紧张，后窿穿刺出现脓。

静滴青霉灭滴灵，可做药敏好选用。2 周以上足疗程，脓多切开后穹窿。

慢性盆腔炎

经多带多易疲劳，腰骶胀痛下腹坠，附件粗大有压痛，B 超检查见积水。

经期抗菌更有效，热敷音频红外照，侧窿封闭加抗炎，管塞不孕通水疗。

表 23-1　盆腔炎性疾病

盆腔炎	基本要点
病理及发病机制	急性子宫内膜炎及子宫肌炎；急性输卵管炎、输卵管积脓、输卵管卵巢脓肿；急性盆腔腹膜炎；急性盆腔结缔组织炎；败血症及脓毒血症；肝周围炎
临床表现	轻者无症状或症状轻微；常见症状为下腹痛、发热；阴道分泌物增多；腹痛为持续性，活动或性交后加重；妇科检查仅发现宫颈举痛或宫体压痛或附件区压痛
诊断	根据病史、症状、体征及实验室检查可做出初步诊断。由于临床正确诊断盆腔炎性疾病比较困难，而延误诊断又会导致盆腔炎性疾病后遗症的产生，现采用 2010 年美国疾病控制中心推荐的盆腔炎性疾病的诊断标准（表 23-2）
与生殖器结核的鉴别	见表 23-3
治疗	主要为抗生素药物治疗，必要时行手术治疗。抗生素的治疗原则包括经验性、广谱、及时及个体化
门诊治疗	若患者一般状况好，症状轻，能耐受口服抗生素，并有随访条件，可在门诊给予口服或肌内注射抗生素治疗
住院治疗	若患者一般情况差，病情严重，伴有发热、恶心、呕吐；或有盆腔腹膜炎；或输卵管卵巢脓肿；或门诊治疗无效；或不能耐受口服抗生素；或诊断不清，均应住院给予以抗生素药物治疗为主的综合治疗 ① 抗生素药物治疗：给药途径以静脉滴注收效快，常用的配伍方案如下：头孢菌素类药物或头霉素、克林霉素与氨基糖苷类药物联合方案等 ② 手术治疗：主要用于治疗抗生素控制不满意的输卵管卵巢脓肿或盆腔脓肿；手术指征有药物治疗无效，脓肿持续存在，脓肿破裂；手术可根据情况选择经腹手术或腹腔镜手术，手术原则以切除病灶为主

表 23-2 盆腔炎性疾病的诊断标准（美国 CDC 诊断标准，2010 年）

标准	说明
最低标准	宫颈举痛或子宫压痛或附件区压痛
附加标准	① 体温超过 38.3℃（口表） ② 宫颈或阴道异常黏液脓性分泌物 ③ 阴道分泌物湿片见到大量白细胞 ④ 红细胞沉降率升高 ⑤ 血 C- 反应蛋白升高 ⑥ 实验室证实的宫颈淋病奈瑟菌或衣原体阳性
特异标准	① 子宫内膜活检组织学证实子宫内膜炎 ② 阴道超声或磁共振检查显示输卵管增粗、输卵管积液，伴或不伴有盆腔积液、输卵管卵巢肿块，以及腹腔镜检查发现盆腔炎性疾病征象

表 23-3 盆腔炎性疾病与生殖器结核的鉴别

	盆腔炎性疾病	生殖器结核
病因	宫腔内手术操作后感染、下生殖道感染、邻近器官炎症直接蔓延、性活动、性卫生不良、反复盆腔炎急性发作	常继发于其他部位结核
病理	急性子宫内膜炎及急性子宫肌炎、急性输卵管炎、输卵管积脓、输卵管卵巢脓肿、急性盆腔腹膜炎、急性盆腔结缔组织炎、败血症及脓毒血症、Fitz-Hug-Curtis 综合征	输卵管结核、子宫内膜结核、卵巢结核、宫颈结核、盆腔腹膜结核
临床表现	轻重不等 ① 常见症状包括下腹痛、发热、阴道分泌物增多 ② 经期发病常见经量多、经期长 ③ 非经期发病常见白带增多；腹膜炎、消化道症状；脓肿形成、包块 + 刺激症状 ④ 妇检：宫颈充血水肿，举痛（++）；宫体稍大，压痛；子宫两侧压痛明显；触及包块；宫旁一侧或两侧增厚；后穹窿有肿块及波动	不孕、月经失调、下腹坠痛及全身症状，体征：腹部柔韧感或腹水征；囊性肿块，边界不清，不活动；附件肿块
诊断	最低、附加、特异标准，腹腔镜	病理检查，X 线、腹腔镜、结核菌检查等
治疗	药物治疗，手术治疗	抗结核治疗，支持治疗，手术治疗

二、生殖器结核

生殖器结核概况

具有结核一般症，月经不调难受孕，辅助检查有多种，查到病原可确诊。

加强营养和休息，抗痨药物要紧跟，病情严重难治愈，手术治疗可考虑。

表 23-4　生殖器结核概况

生殖器结核	基本要点
病理	包括输卵管结核（最常见）、子宫内膜结核、宫颈结核、卵巢结核、盆腔腹膜结核
临床表现	不孕、月经不调、下腹坠痛，若为活动期，可有结核病的一般症状，依病情轻重、病程长短而异。有的患者无任何症状，有的患者则症状较重
诊断	多数患者缺乏明显症状，阳性体征不多，故诊断时易被忽略。为提高确诊率，应详细询问病史，对怀疑有生殖器结核患者，可通过子宫内膜病理检查、子宫输卵管碘油造影、腹腔镜检查等辅助检查方法协助诊断。若能找到病原学或组织学证据即可确诊
鉴别诊断	结核性盆腔炎性疾病应与盆腔炎性疾病后遗症、子宫内膜异位症、卵巢肿瘤，尤其是卵巢癌相鉴别，见表 23-5
治疗	采用抗结核药物治疗为主，休息营养为辅的治疗原则（图 23-1）
抗结核药物治疗	药物治疗应遵循早期、联合、规律、适量、全程的原则。近年采用异烟肼、利福平、乙胺丁醇、吡嗪酰胺等抗结核药物联合治疗，推行两阶段短疗程治疗方案，前 2 ～ 3 个月为强化期，后 4 ～ 6 个月为巩固期或继续期，
支持疗法	急性患者至少应休息 3 个月
手术治疗	出现以下情况应考虑手术治疗： ① 盆腔包块经药物治疗后缩小，但不能完全消退 ② 治疗无效或治疗后又反复发作者，或难以与盆、腹腔恶性肿瘤鉴别者 ③ 盆腔结核形成较大的包块或较大的包裹性积液者 ④ 子宫内膜结核严重，药物治疗无效者。手术前后需应用抗结核药物治疗。手术以全子宫及双侧附件切除术为宜。对年轻妇女应尽量保留卵巢功能；对病变局限于输卵管，而又迫切希望生育者，可行双侧输卵管切除术，保留卵巢及子宫

表 23-5　生殖器结核的鉴别诊断

项目	盆腔结核	盆腔炎后遗症	卵巢癌	子宫内膜异位症
症状	原发不孕、闭经、月经稀少	不孕、腹痛	腹胀	继发性渐进性痛经
体征	子宫后位，活动欠佳，附件有可能存在包块	子宫后位，活动欠佳，子宫骶韧带触痛，附件可能存在囊性包块	后陷凹无痛性结节，附件囊实性包块，腹水	子宫骶韧带触痛性结节，附件可能有囊性包块

续表

项目	盆腔结核	盆腔炎后遗症	卵巢癌	子宫内膜异位症
辅助检查	超声 子宫内膜病理 结核菌培养 PPD 试验 血沉 子宫输卵管碘油造影	超声	超声 CT MRI 腹水细胞学检查 血 CA125 等肿瘤标记物检查	超声 血 CA125 检查

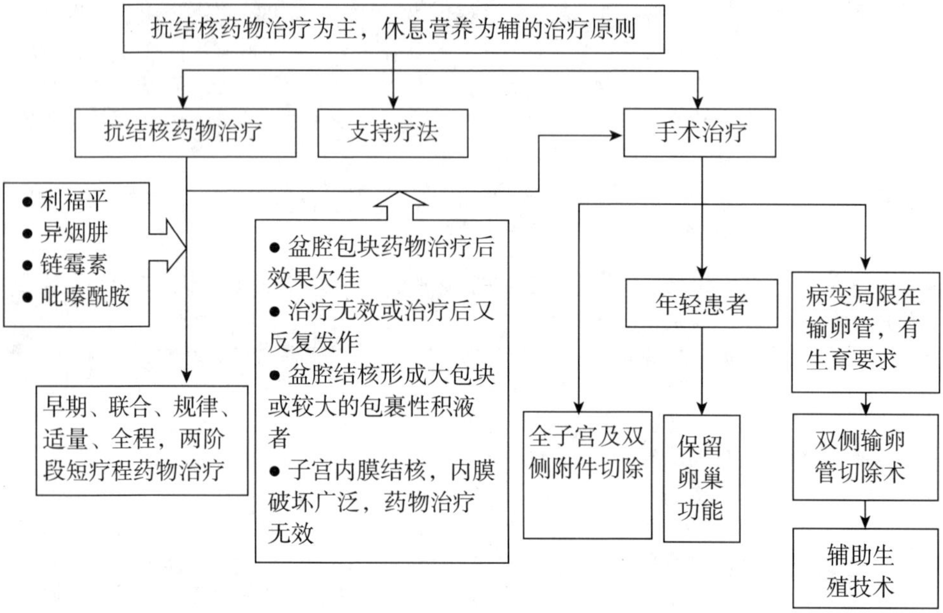

图 23-1 生殖器结核的治疗

第二十四章　子宫内膜异位症与子宫腺肌病

一、子宫内膜异位症

子宫内膜异位症概况

继发痛经渐进重，肛门胀坠性交痛，子宫后凹痛结节，激素手术可选用。

表 24-1　子宫内膜异位症概况

项目	基本要点
病因	属激素依赖性病变，仅见于育龄妇女，妊娠、绝经或双侧卵巢切除后症状减轻或消失（雌激素减少）
病理特点	
大体	异位子宫内膜和正常子宫内膜一样随卵巢激素的变化而发生周期性出血，周围纤维组织增生并形成粘连，在病变区出现紫褐色斑点或小泡，最后发展为大小不等的紫蓝色实质结节或包块
镜下	典型病灶中为子宫内膜上皮、内膜腺体或腺样结构，内膜间质及出血等成分
部位	卵巢、输卵管、宫骶韧带、直肠子宫陷凹、子宫后壁下段、宫颈、腹膜
临床表现	
下腹痛	多位于下腹深部及直肠区域，以盆腔中部为多，可以牵涉盆腔两侧
痛经	继发性痛经为典型症状，多随局部病变加重而逐渐加剧，常持续整个经期
性交不适	多为深部性交痛，经前明显
不孕	内异症患者不孕率高达 40%，引起不孕的原因复杂
月经异常	15% ～ 30% 患者有经量过多、经期延长和经前点滴出血
其他	腹痛、腹泻或便秘，及病变局部相应症状
体征	腹部检查无明显异常，盆腔内异症可发现子宫后倾固定，盆底扪及触痛性结节
诊断	① 育龄期妇女继发性痛经进行性加重和不孕病史 ② 盆腔检查扪及触痛性结节或子宫旁有不活动性囊性包块 ③ 辅助检查，B 超鉴别子宫内膜异位囊肿和直肠阴道隔内膜异位症，中重度内膜异位症患者 CA125 可能升高 ④ 确诊需腹腔镜检查和活组织病理检查（腹腔镜检查为诊断内异症最佳方法）
鉴别诊断	见表 24-2
治疗	见表 24-3、表 24-4 和表 24-5

表 24-2 子宫内膜异位症常见鉴别诊断

项目	子宫内膜异位症	卵巢癌	盆腔炎性肿块	子宫腺肌病
病史	病程长，进行性加重的痛经	早期无症状 病情发展快	多有急慢性盆腔感染史	病程长，进行性加重的痛经
妇科检查	子宫后位固定触痛结节，囊性包块不活动，边界清	包块为实性或囊实性，多伴腹水	肿块边界不清，压痛明显	子宫均匀性增大、变硬
B超检查	囊性包块边界清，血供不丰富	包块实性或囊实性，多伴腹水，血供丰富	多为混合性包块，边界不清	子宫多弥漫性增大，压痛
实验室检查	CA125 正常或轻度升高	CA125 明显升高	CA125 正常或轻度升高，白细胞计数升高	CA125 正常或轻度升高

表 24-3 治疗的基本原则

治疗要求	症状程度	处理
有生育要求	轻度 重度	确定诊断后先行药物治疗 行保留生育功能的手术
无生育要求	年轻、重度 重度	行保留卵巢功能的手术，并辅以药物治疗 可行根治性手术

表 24-4 子宫内膜异位症的治疗

治疗方式	治疗方法	适应证
药物治疗	年轻、有生育要求及病变轻者	服避孕药、孕激素、孕激素受体调节药、达那唑、促性腺激素释放激素激动剂（GnRH-a）
手术治疗		①药物治疗后症状不缓解，局部病变加剧或生育功能仍未恢复者 ②卵巢子宫内膜异位囊肿直径＞5～6 cm，特别是迫切希望生育者
保留生育功能的手术	年轻尚未生育者	单侧卵巢囊肿切除或卵巢巧克力囊肿剥离术，输卵管周围粘连分离术，盆腔内局部病灶电灼或切除，子宫悬吊术
保留卵巢功能的手术	≤45 岁无生育要求者	切除全子宫及盆腔内病灶，保留一侧或部分卵巢以维持患者卵巢内分泌功能
根治性手术	近绝经期或病变严重，且激素疗法无效者	行全子宫双附件及盆腔内局部病灶切除。术后视情况给予性激素治疗
腹腔镜下手术治疗	无腹腔镜禁忌证	分电凝、烧灼及电切或激光切除三种

续表

治疗方式	治疗方法	适应证
药物与手术联合治疗	术前药物治疗 3 个月，使异位灶缩小、软化，手术不彻底或术后疼痛不缓解者术后至少予 3 ～ 6 个月药物治疗	
疼痛的治疗	性激素	
不孕的治疗	手术治疗、体外受精、胚胎移植	

注：治疗应根据患者年龄、症状、病变部位和范围及是否有生育要求综合考虑。

表 24-5　子宫内膜异位症常用药物

药物	作用机制	副作用
口服避孕药	降低促性腺激素水平，直接作用于内膜，长期连续用药可致闭经——假孕疗法	较少，肝功能异常以及消化道症状
合成孕激素	抑制促性腺激素分泌，导致低雌、高孕激素性闭经，内膜蜕膜化——假孕	突破出血，胃肠道症状，体液潴留，抑郁，肝功能异常
孕三烯酮	抗孕激素、雌激素，降低性激素结合蛋白水平，导致体内低雌、高雄水平——假绝经	去女性化表现，男性化表现，肝功能异常，但均较达那唑为轻
达那唑	抑制 FSH、LH 峰，抑制卵巢激素合成，抑制内膜细胞增生，内膜萎缩——假绝经	副作用明显，去女性化表现，男性化表现，肝功能异常（已很少用）
促性腺激素释放激素激动剂（GnRH-a）	下调垂体功能，抑制卵巢功能，激素水平明显下降，出现暂时性闭经——药物性卵巢切除，也可直接作用于内膜	低雌激素血症引起的更年期症状以及骨质丢失，停药后可自然恢复，也可通过反向添加雌、孕激素改善

二、子宫腺肌病

子宫腺肌病概况

内膜腺体及间质，子宫肌层有侵入，经量增多经期长，痛经渐进性加重。

保守治疗为轻症，治疗无效切子宫。

表 24-6　子宫腺肌病

项目	基本要点
定义	子宫内膜腺体及间质侵入子宫肌层时称为子宫腺肌病，多发生于 30 ～ 50 岁以上经产妇，约半数合并子宫肌瘤，约 15% 合并内膜异位症

续表

项目	基本要点
病因	多次妊娠分娩时子宫壁创伤和慢性子宫内膜炎，导致内膜进入肌层
大体	子宫多呈均匀增长，病灶一般为弥漫性，多累及后壁，剖开可见肌层明显增厚，肌壁中见粗厚的肌纤维带和微囊腔
镜下	肌层有岛状分布的子宫内膜腺体与间质
临床表现	主要为经量增多、经期延长以及逐渐加剧的进行性痛经。痛经常在月经来潮前1周开始，持续到月经结束
治疗	根据患者症状、年龄和生育要求定，有生育要求或症状较轻者一般保守治疗；药物治疗无效且长期剧烈痛经者应行子宫切除术

第二十五章　女性生殖器官发育异常

女性生殖器官发育异常

女性生殖器异常，三种类型见临床。

表 25-1　女性生殖器官发育异常

按发生机制分类	常见异常
正常管道形成受阻所致的异常	处女膜闭锁、阴道横隔、阴道纵隔、阴道闭锁和宫颈闭锁
副中肾管衍化物发育不全所致的异常	无子宫、无阴道、始基子宫、子宫发育不全、单角子宫、输卵管发育异常
副中肾管衍化物融合障碍所致的异常	双子宫、双角子宫、鞍状子宫和纵隔子宫

处女膜闭锁

青春未潮下腹痛，周期发作逐渐重，宫大无乳处女膜，膨出紫蓝抽液红。X 形切口边缘合，确保引流要畅通。

两性畸形

两性畸形分五种，各种表现不相同，治疗药物和手术，确保性别应慎重。

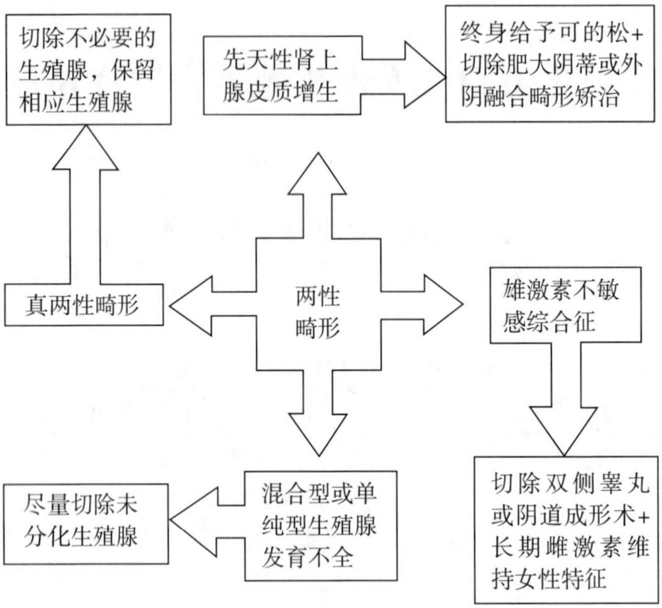

图 25-1　两性畸形治疗原则

确诊后根据社会性别、本人愿望、畸形程度予以矫正，原则上除阴茎发育良好者外，均宜按女性抚养

表 25-2　几种两性畸形的特征比较

	常见染色体核型	常见病因和机制	特征
女性假两性畸形	（46，XX）	肾上腺皮质增生 - 皮质激素合成过程中存在酶的缺陷，负反馈 - 促肾上腺皮质激素（ACTH）分泌增高→肾上腺增生，雄激素分泌	第二性征呈现男性化
男性假两性畸形	（45，XO）/（46，XX）	外阴部 5α- 羟化酶缺乏→雄激素不能与外阴受体结合而发挥作用→外阴女性化	第二性征呈现女性化
混合性腺发育不全	（46，XX）	患者一侧为睾丸，而另一侧为索条状性腺	因男性化不全，而表现为女性，或因腹腔型隐睾，恶变概率高
单纯性腺发育不全	（46，XX）或（46，XY）	不明	外表是女性，双侧均为索条状性腺，并性幼稚，即婴儿型子宫及输卵管
真两性畸形	半数以上为（46，XX）；其次为嵌合体	不明，睾丸、卵巢同时存在	外阴形态不一致，不易分辨男女

第二十六章　盆底功能障碍性及生殖器损伤疾病

一、阴道前壁膨出

阴道前壁膨出概况

分娩损伤盆底肌，阴道前壁可膨出。病情轻重分三度，三度修复需手术。

表 26-1　阴道前壁膨出

项目	基本要点
病因	分娩时耻骨尾骨肌、膀胱宫颈筋膜和泌尿生殖膈撕裂；产后过早参加体力活动，未能很好恢复
症状	轻者无症状；重者有阴道肿物脱出，腰酸，下坠感，残余尿易引起膀胱炎
体征	阴道前壁球状脱垂，易引起溃疡
分度	临床上分为三度，以屏气下脱垂最大程度来判定 Ⅰ度：阴道前壁形成球状物，向下突出，达处女膜缘，但仍在阴道内 Ⅱ度：阴道壁展平或消失，部分阴道前壁突出于阴道口外 Ⅲ度：阴道前壁全部突出于阴道口外
治疗	Ⅰ、Ⅱ度患者无需治疗，Ⅲ度患者需手术修补

二、阴道后壁膨出

阴道后壁膨出概况

分娩损伤盆底肌，阴道后壁可膨出。病情轻重分三度，三度修复需手术。

表 26-2　阴道后壁膨出

项目	基本要点
病因	经阴道分娩时直肠阴道间筋膜及耻骨尾骨肌受损伤
症状	轻者无症状；重者有阴道脱出异物感，腰酸，下坠感，便秘及排便困难
体征	陈旧性会阴撕裂伤
分度	临床上分为三度，以屏气下脱垂最大程度来判定 Ⅰ度：阴道后壁达处女膜缘，但仍在阴道内 Ⅱ度：阴道后壁部分脱出阴道口外 Ⅲ度：阴道后壁全部脱出阴道口外
治疗	Ⅰ、Ⅱ度患者无需治疗，Ⅲ度患者需手术修补

三、子宫脱垂

子宫脱垂概况

阴道坠胀有肿物，屏气检查宫颈出。病情轻重分三度，白带增多不舒服。
脱垂可用子宫托，重度手术可修复。

表 26-3 子宫脱垂

项目	基本要点
病因	①经阴道分娩时，盆腔筋膜，子宫主、骶韧带和盆底肌肉损伤或子宫支持组织薄弱 ②慢性咳嗽，腹腔积液，频繁举重或便秘等
症状	轻者无症状，重者腰骶部酸痛或下坠感，排尿、排便困难，便秘，残余尿增加，压力性尿失禁，易发生尿路感染
体征	子宫、宫颈下移，常规阴道前后壁脱垂
分度	Ⅰ度（轻型）：宫颈外口距处女膜＜ 4 cm，未达处女膜 （重型）：宫颈已达处女膜缘，阴道口可见子宫颈 Ⅱ度（轻型）：宫颈脱出阴道口，宫体仍在阴道内 （重型）：宫颈及部分宫体脱出阴道口 Ⅲ度：宫颈与宫体全部脱出阴道口外 国外常采用 POP-Q 分期法（见表 26-4）
鉴别诊断	见表 26-5
治疗	① 非手术治疗：中药、盆底肌肉锻炼和理疗、子宫托 ② 重症患者手术治疗（表 26-6）

表 26-4 盆腔器官脱垂分度（POP-Q 分期法）

分度	内容
0	无脱垂，Aa、Ap、Ba、Bp 均在 –3 cm 处，C、D 两点在阴道总长度和阴道总长度 –2 cm 之间，即 C 或 D 点量化值＜（TVL–2）cm
Ⅰ	脱垂最远端在处女膜平面上＞ 1 cm，即量化值＜ –1 cm
Ⅱ	脱垂最远端在处女膜平面上＜ 1 cm，即量化值＞ –1 cm，但＜ +1 cm
Ⅲ	脱垂最远端超过处女膜平面＞ 1 cm，但＜阴道总长度 –2 cm，即量化值＞ +1 cm，但＜（TVL–2）cm
Ⅳ	下生殖道呈全长外翻，脱垂最远端即宫颈或阴道残端脱垂超过阴道总长度 –2 cm，即量化值＞（TVL–2）cm

注：TVL 即阴道的总长度。分期应在向下用力屏气时，以脱垂完全呈现出来时的最远端部位计算。

表 26-5 子宫脱垂的鉴别诊断

	子宫脱垂	阴道壁肿物	膀胱脱垂	宫颈延长	黏膜下子宫肌瘤	慢性子宫内翻
部位	阴道内	阴道壁内	阴道前壁	阴道内	宫颈口	阴道内
形状	宫颈或子宫	边界清楚	半球形	延长宫颈	红色、质硬肿块	翻出的宫体
活动度	多可还纳	固定	可活动	不活动	不活动	不活动
屏气	下移	不下移	可下移	不下移	不下移	不下移
月经改变	多无改变	无改变	无改变	无改变	月经过多	可多可少

表 26-6　子宫及阴道脱垂常用手术方式

手术方式	适应证
阴道前后壁修补术	Ⅰ、Ⅱ度阴道前后壁脱垂
阴道前后壁修补＋主韧带缩短＋宫颈部分切除术（Manchester 手术）	年轻、希望保留子宫的Ⅱ、Ⅲ度子宫脱垂伴阴道前后壁脱垂
阴式子宫切除术＋阴道前后壁修补术	Ⅱ、Ⅲ度子宫脱垂伴阴道前后壁脱垂，年龄较大、需保留子宫者；复发、重度患者可应用补片加固筋膜
阴道封闭术：分为阴道半封闭术（Le Fort 术）和阴道全封闭术	年老体弱不能耐受较大手术、不需保留性交功能者

四、压力性尿失禁

压力性尿失禁概况

盆底组织太松弛，腹压增压尿自出，阴道膨出常伴有，重者手术可修复。

表 26-7　压力性尿失禁

项目	基本要点
病因	① 解剖型：盆底组织因分娩损伤等引起松弛 ② 尿道内括约肌障碍型：先天发育异常
临床表现	① 腹压增加时不自主溢尿 ② 下尿路症状：尿频、尿急、排尿后膀胱胀满感 ③ 常伴有阴道膨出
分度	客观分度主要基于尿垫试验，临床常用简单的主观分度
轻度	尿失禁发生在咳嗽和打喷嚏时，至少每周发作 2 次
中度	尿失禁发生在快步行走等日常活动时
重度	在站立位时即发生尿失禁
诊断	症状＋妇科检查＋压力试验、指压试验、棉签试验等
治疗	
轻、中度	非手术治疗：药物、盆底肌肉锻炼、盆底电刺激等
重度	手术治疗

五、生殖道瘘

生殖道瘘概况

产伤盆腔组织伤，阴道漏出便和尿，引起炎症和瘙痒，手术修补可治好。

表 26-8　生殖道瘘

	尿瘘	粪瘘
病因	产伤、盆腔组织损伤等	产伤、盆腔组织损伤、感染性肠病、先天畸形等
临床表现	漏尿、外阴瘙痒和疼痛、尿路感染	阴道内排出粪便
诊断	根据病史和临床表现，还可参考辅助检查：亚甲蓝试验、靛胭脂试验、膀胱镜	根据病史和妇科检查
治疗	手术修补为主	手术修补为主

第二十七章　外阴肿瘤

一、外阴良性肿瘤

外阴良性肿瘤概况

外阴良性瘤五种，瘙痒溃疡有疼痛。组织病理可确证，局部手术切瘤肿。

表 27-1　外阴良性肿瘤的分类及处理原则

组织学来源	类型	主要表现及处理原则
上皮来源	乳头瘤	① 常发生于阴唇的单个肿块，表面呈乳头状、质地较硬的突起 ② 2% ～ 3% 有恶变倾向 ③ 应及时手术切除，术时做冰冻切片以排除恶变
	汗腺瘤	① 汗腺上皮增生形成，少见 ② 极少有恶变 ③ 可切除瘤块
中胚叶来源	纤维瘤	① 纤维细胞增生形成，最常见，多位于大阴唇 ② 恶变少见 ③ 手术切除
	脂肪瘤	① 脂肪细胞形成，少见 ② 恶变少见 ③小脂肪瘤可随访，肿瘤较大引起行走不适或性生活不便者需手术切除
	平滑肌瘤	① 多发生在生育年龄，常位于大、小阴唇及阴蒂 ② 恶变少见 ③ 应行瘤体完整切除

二、外阴上皮内瘤变

外阴上皮内瘤变（VIN）概况

外阴上皮内瘤变，鳞状非鳞分两类，手术切除为主治，药物激光亦可配。

表 27-2　VIN 的病理学诊断以及治疗

诊断名称及分级	病理学特征	治疗
外阴鳞状上皮内瘤变		
VIN Ⅰ	轻度不典型增生，病变范围限于上皮下 1/3 带	药物（5-Fu 软膏）或激光局部治疗
VIN Ⅱ	上皮中度不典型增生；病变范围扩展至上皮下 2/3 带，细胞不典型改变更趋明显	手术切除病灶是主要治疗方法，既要考虑病灶彻底切除，又要考虑重建外阴；手术方式：较广泛的外阴病灶切除（切缘距病灶 0.5 ～ 1.0 cm）或单纯外阴切除
VIN Ⅲ	上皮重度不典型增生；病变范围超过上皮下 2/3 或扩展到上皮全层（原位癌）	

续表

诊断名称及分级	病理学特征	治疗
外阴非鳞状上皮内瘤变（Pagets病）	基底层见大而不规则的圆形、卵圆形或多边形细胞，胞质空而透亮，核大小、形态、染色不一的Pagets细胞，基底膜完整	手术治疗为主：较广泛的局部病灶切除或单纯外阴切除，如出现浸润，须做外阴根治术和双侧腹股沟淋巴结切除术

三、外阴恶性肿瘤

外阴恶性肿瘤概况

外阴恶性之肿瘤，病理组织分3组，手术切除为主要，放疗化疗相协助。

表 27-3　外阴恶性肿瘤临床病理特点

肿瘤类型	发生率及发生年龄	病因	临床表现	治疗原则	预后
鳞状细胞癌	约占81% 60岁以上	VIN、HPV STD、CMV 其他外阴病变	不易治愈的外阴瘙痒和外阴结节状肿物，可合并感染，大阴唇最常见	手术治疗病灶切除为主，辅以放疗及化疗	与临床期瘤细胞分化程度及治疗措施相关
恶性黑色素瘤	2% ～ 3% 任何年龄	色素痣（复合痣）恶变	外阴瘙痒、出血病灶有色素沉着，且范围逐渐增大，小阴唇及阴蒂常见	外阴局部广泛切除＋化疗，对放疗不敏感	恶性程度高，预后较差
基底细胞癌	2% ～ 13% 55岁以上	原始基底细胞或毛囊恶变	局部瘙痒、烧灼感，外阴肿块发展缓慢，好发于大阴唇	较广泛的局部病灶切除，对放疗敏感	恶性程度低，治愈率高，5年生存率80% ～ 95%

注：VIN-外阴上皮内瘤变，HPV-人乳头瘤病毒，STD-性传播疾病，CMV-巨细胞病毒。

表 27-4　外阴鳞状细胞癌的分期（FIGO，2009年）

分期	肿瘤范围
Ⅰ期	肿瘤局限于外阴或会阴，淋巴结无转移
ⅠA期	肿瘤局限于外阴或会阴，最大直径≤ 2 cm，伴间质浸润≤ 1 mm
ⅠB期	肿瘤最大直径＞ 2 cm或局限于外阴或会阴，伴间质浸润＞ 1 mm
Ⅱ期	肿瘤侵犯下列任何部位：下1/3尿道，下1/3阴道，肛门，无淋巴结转移

续表

分期	肿瘤范围
Ⅲ期	肿瘤有或无侵犯下列部位：浸润尿道下段，或阴道，或肛门，有腹股沟或股淋巴结转移
ⅢA 期	① 1 个淋巴结转移（≥ 5 mm），或② 1 ~ 2 个淋巴结转移（< 5 mm）
ⅢB 期	①≥ 2 个淋巴结转移（≥ 5 mm），或②≥ 3 个淋巴结转移（< 5 mm）
ⅢC 期	阳性淋巴结伴囊外扩散
Ⅳ期	肿瘤侵犯其他区域（上 2/3 尿道，上 2/3 阴道）或远处转移
ⅣA 期	① 肿瘤浸润下列任何部位：上尿道和（或）阴道黏膜、膀胱黏膜、直肠黏膜或固定于骨盆 ② 腹股沟 - 股淋巴结出现固定或溃疡
ⅣB 期	任何远处转移，包括盆腔淋巴结转移

第二十八章　子宫颈肿瘤

一、子宫颈上皮内瘤变

子宫颈上皮内瘤变概况

宫颈上皮内瘤变，癌前病变是属性，物理治疗和手术，早日施行早放心。

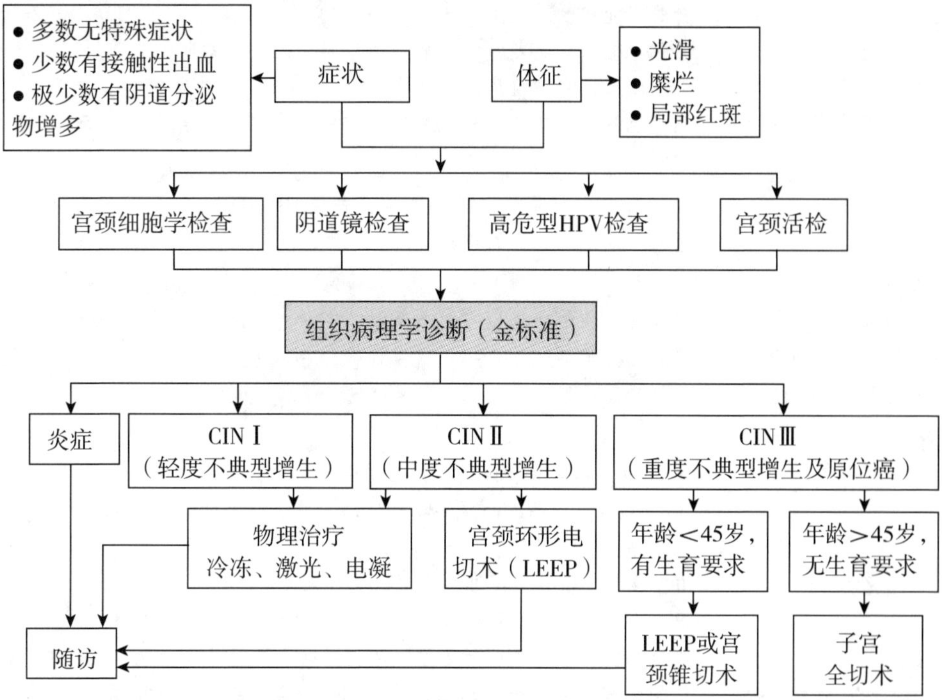

图 28-1　子宫颈上皮内瘤变（CIN）的诊治流程

子宫颈上皮内瘤变（CIN）是宫颈癌的一组癌前病变，反映了宫颈癌发生发展中的连续过程，发病高峰年龄为25 ～ 35 岁，主要采用物理治疗和手术治疗。

二、宫颈癌

宫颈癌概况

接触出血见臭液，宫颈糜烂边不齐，溃疡结节菜花样，刮片活检须及时。

早期手术疗效好，放疗化疗综合治。

表 28-1 宫颈癌概况

项目	基本要点
分期	见表 28-2 和图 28-2
临床表现	
无症状和体征	原位癌和微小浸润癌可无症状，且外观正常
阴道流血	早期多表现为接触性出血（性交后或妇科检查后），晚期为不规则流血；年轻患者可表现为经期延长、经量增多；老年患者常为绝经后不规则阴道流血
阴道排液	白色或血性、稀薄水样或米泔状，可有腥臭味
周围浸润后继发症状	尿频、尿急、便秘、下肢肿痛、输尿管梗阻、肾盂积水、尿毒症、全身衰竭症状
宫颈浸润癌体征	宫颈息肉状、菜花状赘生物，接触性出血，宫颈肥大、质硬，宫颈管桶状膨大；宫颈溃疡、空洞伴恶臭
宫颈癌转移体征	阴道壁赘生物或阴道壁变硬，宫旁组织增厚、呈结节状、质硬，冰冻骨盆
诊断	早期病例诊断采用宫颈细胞学检查或 HPV DNA 检测、阴道镜检查、子宫颈活组织检查的“三阶段”程序，确诊依据为组织学诊断
鉴别诊断	
子宫颈良性病变	子宫颈柱状上皮异位、宫颈息肉、子宫颈子宫内膜异位症和宫颈结核
子宫颈良性肿瘤	子宫颈黏膜下肌瘤、子宫颈管肌瘤、子宫颈乳头瘤
子宫颈恶性肿瘤	原发性恶性黑色素瘤、肉瘤及淋巴瘤、转移性癌等
治疗	
手术治疗	ⅠA1 期：全子宫切除术，卵巢正常者应保留；宫颈锥切术 ⅠA2～ⅡB 早期：广泛性子宫切除术及盆腔淋巴结清扫术，卵巢正常应保留
放射治疗	ⅡB 晚期、Ⅲ期、Ⅳ期、不能耐受手术者 早期病例：以腔内照射为主，体外照射为辅 晚期病例：以体外照射为主，腔内照射为辅
手术联合放射治疗	适用于宫颈较大病灶，术前先放疗，待癌灶缩小后再手术。或术后证实淋巴结或宫旁组织有转移或切除残端有癌细胞残留，放疗作为术后的补充治疗
化学治疗	主要用于晚期或复发转移者的患者。或作为手术或放疗的辅助治疗，用以治疗局部巨大肿瘤。顺铂疗效较好，一般采用联合化疗
合并妊娠的处理	见表 28-3

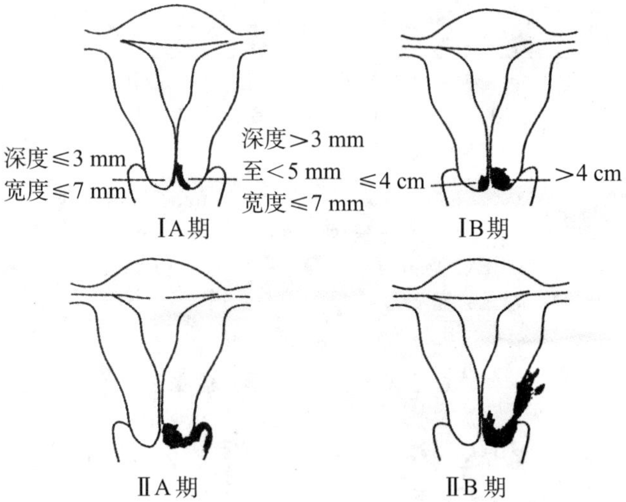

图 28-2　宫颈癌的分期示意图

表 28-2　宫颈癌临床分期（FIGO，2009 年）

分期	肿瘤范围
Ⅰ期	肿瘤局限在宫颈（扩展至宫体应被忽略）
ⅠA	镜下浸润癌（所有肉眼可见的病灶，包括表浅浸润，均为ⅠB 期） 间质浸润深度＜ 5 mm，宽度≤ 7 mm
ⅠA1	间质浸润深度≤ 3 mm，宽度≤ 7 mm
ⅠA2	间质浸润深度＞ 3 mm 且＜ 5 mm，宽度≤ 7 mm
ⅠB	肉眼可见癌灶局限于子宫颈，或镜下病灶＞ⅠA
ⅠB1	肉眼可见癌灶≤ 4 cm
ⅠB2	肉眼可见癌灶＞ 4 cm
Ⅱ期	肿瘤超越子宫，但未达骨盆壁或未达阴道下 1/3
ⅡA	肿瘤侵犯阴道上 2/3，无明显宫旁浸润
ⅡA1	肉眼可见癌灶≤ 4 cm
ⅢA2	肉眼可见癌灶＞ 4 cm
ⅡB	有明显宫旁浸润，但未达到盆壁
Ⅲ期	肿瘤已扩展到骨盆壁，在进行直肠指检时，在肿瘤和盆壁之间无间隙。肿瘤累及阴道下 1/3。由肿瘤引起的骨盆积水或肾无功能的所有病例，除非已知由其他原因所引起
ⅢA	肿瘤累及阴道下 1/3，没有扩展到骨盆壁
ⅢB	肿瘤扩展到骨盆壁，或引起骨盆积水或肾无功能
Ⅳ期	肿瘤超出了真骨盆范围，或侵犯膀胱和（或）直肠黏膜
ⅣA	肿瘤侵犯邻近的盆腔器官
ⅣB	远处转移

表 28-3 宫颈癌合并妊娠的处理原则

宫颈癌合并妊娠	处理原则
CIN 合并妊娠	任何一期 CIN 均可维持至胎儿可存活后结束妊娠，但妊娠期应每 3 个月做 1 次阴道镜检查，分娩后 8 周随访，根据具体情况进行相应处理
宫颈癌ⅠA 期合并妊娠	ⅠA1 期：间质浸润深度＜3 mm，无脉管浸润者，可维持妊娠至足月，经阴道分娩；若不需再生育者，于产后 6 周行全子宫切除术 ⅠA2 期：间质浸润深度为 3～5 mm，伴脉管浸润者，妊娠也可维持至胎儿可存活。分娩方式可采用剖宫产，同时行子宫根治术及盆腔淋巴结切除术
宫颈癌ⅠB～ⅡA 期合并妊娠	尽快行子宫根治术或动脉插管化疗后行子宫根治术及盆腔淋巴结切除术
宫颈癌ⅡB～Ⅳ期合并妊娠	① 早期妊娠：可先行人工流产术，后放射治疗；或待胎儿自然流产后再行放疗 ② 中晚期妊娠：应先剖宫取胎，然后给予常规体外及腔内放疗

第二十九章　子宫肿瘤

一、子宫肌瘤

子宫肌瘤概况

经多期长子宫大，下腹包块B超查。症轻瘤小用雄素，接近绝经察变化；
症重宫大超女拳，手术治疗效果佳。

表 29-1　子宫肌瘤概况

项目	基本要点
病理分类	见图 29-1
临床表现	
经量增多、经期延长	多见于大的肌壁间肌瘤或黏膜下肌瘤；肌瘤使内膜面积增加，影响子宫收缩，黏膜下肌瘤可有不规则阴道流血
下腹包块	肌瘤使子宫增大超过孕3个月子宫大小，可从下腹触及，晨起排尿前明显；实性，活动，无压痛，生长慢
白带增多	宫腔面积增大，内膜腺体分泌增多；黏膜下肌瘤伴感染时可有脓样白带
压迫症状	前壁下段肌瘤致尿频、尿急，宫颈肌瘤致排尿困难、尿潴留，后壁肌瘤致腹坠、便秘，阔韧带或宫颈肌瘤可致输尿管扩张、肾盂积水
其他	腹痛见于肌瘤红色变性、浆膜下肌瘤蒂扭转、黏膜下肌瘤由宫腔向外排出、不孕、流产等
鉴别诊断	见表 29-2
治疗措施	
观察等待	无症状肌瘤一般不需治疗，特别是近绝经期妇女。每3～6个月随访1次
药物治疗	适用于症状轻、近绝经年龄或全身情况不宜手术者。常用药物有促性腺激素释放激素类似物和米非司酮等
手术治疗	
适应证	月经过多致继发贫血，药物治疗无效，严重腹痛、性交痛或慢性腹痛、有蒂肌瘤扭转引起的急性腹痛，有压迫症状，能确定肌瘤是不孕或反复流产的唯一原因者，疑有肉瘤变
方法	
肌瘤切除术	适用于希望保留生育功能的患者；可经腹做腹腔镜下切除，黏膜下肌瘤可经阴道或宫腔镜下切除
子宫切除术	不要求保留生育功能或疑有恶变者，可行子宫切除术；术前应行宫颈刮片细胞学检查，排除宫颈恶性病变
其他治疗	子宫动脉栓塞术和宫腔镜下子宫内膜切除术

注：治疗根据患者年龄，生育要求，症状及肌瘤的部位、大小、数目全面考虑。

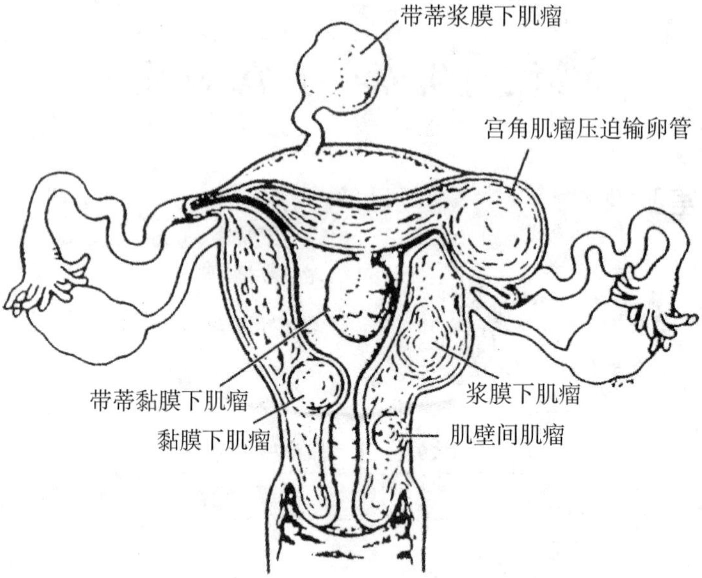

图 29-1 子宫肌瘤分类示意图

表 29-2 子宫肌瘤的鉴别诊断

	子宫肌瘤	妊娠子宫	子宫腺肌病	子宫内膜癌	畸形子宫（双子宫、残角子宫）
病史	长	短	长	短	长
临床表现	常见为经量增多、经期延长	停经	痛经或腰骶胀痛	围绝经期或绝经后的阴道流血	无或腹痛
体征	子宫增大、质中、凹凸不平	子宫增大、质软，表面规则	子宫多均匀增大、质硬，常有触痛	早期无明显体征，晚期可有子宫增大、质软	子宫旁有相同质地包块
hCG	阴性	阳性	阴性	阴性	阴性
B超	肌壁间边界清楚的花斑状团块，周围有环状血流	宫内可见胚胎或胎儿	子宫增大，钝圆，肌壁增厚，可有边界不清的团块影，血流丰富	内膜线增厚、紊乱或中断，宫腔内可有不规则占位	有与子宫相似的结构，有宫腔及内膜

二、子宫内膜癌

子宫内膜癌概况

阴道流血又排液，下腹疼痛子宫大。病理切片可确诊，首选手术切除它，放疗化疗相配合，激素治疗效亦佳。

表 29-3　子宫内膜癌概况

项目	基本要点
临床表现	
阴道流血	① 未绝经者经量增多、经期延长或经间期出血
	② 绝经后者阴道持续性出血或间歇性出血
	③ 个别也有闭经后出血
阴道排液	① 在阴道流血前有此症状
	② 少数主诉白带增多
	③晚期合并感染可有脓血性白带伴臭味
疼痛	① 因宫腔积液、宫腔积脓可引起下腹痛
	② 腹腔转移时可有腹部胀痛
	③ 晚期癌浸润周围组织时可引起相应部位疼痛
全身症状	① 腹腔转移时可有腹部包块、腹胀、腹水
	② 晚期可引起贫血、消瘦、恶病质及全身衰竭
体征	早期查体无异常，晚期子宫增大、宫颈管脱出组织、子宫固定、宫旁结节
手术 - 病理分期	见表 29-4
鉴别诊断	见表 29-5
治疗	
手术治疗	Ⅰ期：扩大（筋膜外）子宫全切术及双侧附件切除术
	Ⅱ期：广泛子宫切除术及双侧盆腔淋巴结清扫术
手术联合放射治疗	Ⅰ期腹水中见癌细胞、深肌层已浸润、可疑淋巴结转移：术后放射治疗
	Ⅱ、Ⅲ期患者：术前 1 ～ 2 周腔内照射、术前 4 周腔外照射
放射治疗	老年、严重合并症不能耐受手术，Ⅲ、Ⅳ期病例不宜手术者
孕激素治疗	晚期、复发、不能手术切除，年轻、早期、要求保留生育功能者
抗雌激素制剂治疗	适应证同孕激素
化学治疗	晚期不能手术、治疗后复发者

注：(1) 手术治疗为首选的治疗方法，尤其对早期病例。

(2) 常用的化疗药物：顺铂、紫杉醇、阿霉素、氟尿嘧啶、环磷酰胺（CTX）、丝裂霉素（MMC）。

表 29-4 子宫内膜癌手术-病理分期（FIGO，2009 年）

分期	肿瘤范围
Ⅰ期	肿瘤局限于宫体
ⅠA	肿瘤浸润深度＜1/2 肌层
ⅠB	肿瘤浸润深度≥1/2 肌层
Ⅱ期	肿瘤侵犯宫颈间质，但无宫体外蔓延
Ⅲ期	肿瘤局部和（或）区域扩散
ⅢA	肿瘤累及子宫浆膜和（或）附件
ⅢB	肿瘤累及阴道和（或）宫旁组织
ⅢC	盆腔淋巴结和（或）腹主动脉旁淋巴结转移
ⅢC1	盆腔淋巴结转移
ⅢC2	腹主动脉旁淋巴结转移伴（或不伴）盆腔淋巴结转移
Ⅳ期	肿瘤侵及膀胱和（或）直肠黏膜，和（或）远处转移
ⅣA	肿瘤侵及膀胱和（或）直肠黏膜
ⅣB	远处转移，包括腹腔内和（或）腹股沟淋巴结转移

表 29-5 子宫内膜癌的鉴别诊断

疾病名称	病史特点	异常体征	辅助检查
绝经过渡期异常子宫出血	月经过多或不规则阴道流血	妇科检查无异常发现	B 超检查宫内膜有或无增厚，分段诊刮可有子宫内膜增生性改变
老年性阴道炎	血性白带或阴道流血	阴道黏膜充血或散在出血点	B 超检查内膜厚度＜5 mm，分段诊刮无异常
子宫黏膜下肌瘤或内膜息肉	月经过多或不规则阴道流血	子宫正常大小或增大，或阴道口有脱出物	B 超检查或宫腔镜检查宫腔有占位病变，诊刮排除癌变
原发性输卵管癌	阴道排液或不规则阴道流血	妇科检查无异常发现或附件增厚、有占位病变	B 超附件正常或有占位病变，诊刮无病变，CA125 可增高
宫颈管癌	不规则阴道流血及排液增多，同房出血	宫颈菜花状增生或宫颈糜烂	宫颈活检有癌变
子宫肉瘤	不规则阴道流血及排液增多	子宫增大	B 超子宫增大，肌壁间有占位，诊刮可有恶性病变

三、子宫肉瘤

子宫肉瘤概况

阴道流血伴腹痛，腹部包块子宫大。病理切片可确诊，尽早手术切除它。

表 29-6 子宫肉瘤概况

项目	基本要点
组织发生及病理	
子宫平滑肌肉瘤	平滑肌肉瘤分为原发性及继发性两种：原发性平滑肌肉瘤是最常见的恶性间叶性肿瘤；继发性平滑肌肉瘤的预后比原发性好
子宫内膜间质肉瘤	来自子宫内膜间质细胞，分为子宫内膜间质结节、子宫内膜间质肉瘤、高度或未分化子宫内膜间质肉瘤
上皮和恶性中胚叶混合瘤	指肿瘤中具有上皮及间叶两种成分的恶性肿瘤，分为腺肉瘤和癌肉瘤
转移途径	血行传播、直接蔓延及淋巴转移
临床表现	
症状	最常见症状为阴道不规则流血伴腹痛，腹部包块、压迫症状
体征	子宫增大，外形不规则
诊断	因子宫肉瘤临床表现与子宫肌瘤及其他恶性肿瘤相似，术前诊断较困难。确诊依据为组织病理学检查
临床分期	
Ⅰ期	肿瘤局限于宫体
Ⅱ期	肿瘤累及子宫体及子宫颈，局限于子宫，无子宫外病变
Ⅲ期	肿瘤扩散至子宫外，局限于盆腔内（阴道、宫旁组织可能受累，但未及膀胱、直肠）
Ⅳ期	肿瘤播散于盆腔内，累及膀胱、直肠（黏膜明显受累），或有盆腔外转移
治疗	治疗原则以手术为主；Ⅰ期行全子宫及双侧附件切除术，子宫内膜间质肉瘤、癌肉瘤还应行淋巴结切除术，Ⅲ期及Ⅳ期应考虑手术、放疗和化疗综合治疗

第三十章　卵巢肿瘤与输卵管肿瘤

一、卵巢肿瘤

卵巢肿瘤概述

多数良性卵巢肿，不连子宫还可动，瘤大扭转急腹痛，B超腹水查真容。

手术摘除速病检，判为恶性术不同，广泛扫荡大清除，放疗化疗可应用。

表 30-1　卵巢肿瘤概况

项目	基本要点
病理分类	见表 30-2
恶性肿瘤转移途径	见表 30-3
恶性肿瘤手术 / 病理分期	见表 30-4
临床表现	见表 30-5
并发症	见表 30-6
诊断	
影像学检查	
B 超	可了解肿块的部位、大小、形态、囊性或实性
腹部 X 线片	卵巢畸胎瘤可显示牙齿、骨质及钙化囊壁
其他	MRI 可较好地显示肿块及肿块与周围的关系；CT 可判断周围侵犯及远处转移情况，对于手术方案的制订有较大优势
肿瘤标志物	
血清 CA125	多用于病情监测和疗效评估
血清 AFP	对卵黄囊瘤有特异性诊断价值
血清 hCG	对非妊娠性卵巢绒癌有特异性
性激素	颗粒细胞瘤、卵泡膜细胞瘤产生较高水平雌激素
血清 HE4	被高度认可的卵巢上皮性癌肿瘤标志物
腹腔镜检查	可直接观察肿块外观和盆腔、腹腔及膈等部位，进行多点活检，抽取腹水进行细胞学检查
细胞学检查	抽取腹水或腹腔冲洗液和胸腔积液进行细胞学检查
鉴别诊断	见表 30-7 和表 30-8
治疗	① 卵巢肿瘤一经发现，应行手术 ② 手术目的：明确诊断，切除肿瘤，恶性肿瘤进行手术 - 病理分期，解除并发症 ③ 良性肿瘤可行腹腔镜手术，恶性肿瘤采用经腹手术 ④ 恶性肿瘤患者术后应根据其组织学类型、细胞分化程度、手术 - 病理分期和残余灶大小决定是否进行辅助治疗，化疗是主要的辅助治疗

表 30-2　卵巢肿瘤的病理分类

病理分类	比例	表现
上皮性肿瘤	50% ~ 70%（占恶性的 85% ~ 90%）	向输卵管上皮分化，形成浆液性肿瘤；向宫颈黏膜分化，形成黏液性肿瘤；向子宫内膜分化，形成子宫内膜样肿瘤
生殖细胞肿瘤	20% ~ 40%	未分化者为无性细胞瘤，胚胎多能者为胚胎癌，向胚胎结构分化为畸胎瘤，向胚外结构分化为内胚窦瘤、绒毛膜癌
性索间质肿瘤	5%	性索向上皮分化形成颗粒细胞瘤或支持细胞瘤；向间质分化形成卵泡膜细胞瘤或间质细胞瘤；性索间质肿瘤常有内分泌功能（如分泌雌激素、引起子宫内膜增生过度），故又称功能性卵巢肿瘤
转移性肿瘤	5% ~ 10%	原发部位常为胃肠道、乳腺及生殖器官

表 30-3　卵巢恶性肿瘤的转移途径

转移途径	说明
直接蔓延及腹腔种植为主	瘤细胞直接蔓延及腹腔种植，可直接侵犯包膜，累及邻近器官，广泛种植于盆腹膜及大网膜、膈、肝表面
血行转移	少见
淋巴转移	① 卵巢血管→卵巢淋巴管→腹主动脉旁淋巴结 ② 卵巢门淋巴管→髂内、髂外淋巴结→经髂总至腹主动脉旁淋巴结 ③ 沿圆韧带→髂外、腹股沟淋巴结

表 30-4　卵巢恶性肿瘤的手术 - 病理分期（FIGO，2014 年）

分期	说明
Ⅰ期	肿瘤局限于卵巢
ⅠA	肿瘤局限于一侧卵巢，包膜完整，卵巢表面无肿瘤；腹水或腹腔冲洗液未找到癌细胞
ⅠB	肿瘤局限于双侧卵巢，包膜完整，卵巢表面无肿瘤；腹水或腹腔冲洗液中未找到癌细胞
ⅠC	肿瘤局限于一侧或双侧卵巢，并伴有如下任何一项：
ⅠC1	手术导致包膜破裂
ⅠC2	手术前包膜已破裂或卵巢表面有肿瘤
ⅠC3	腹水或腹腔冲洗液中有癌细胞
Ⅱ期	肿瘤累及一侧或双侧卵巢，伴有盆腔内扩散
ⅡA	扩散和（或）种植至子宫和（或）输卵管
ⅡB	扩散至盆腔内其他组织

续表

分期	说明
Ⅲ期	肿瘤侵犯一侧或双侧卵巢，并有细胞学或组织学证实的盆腔外腹膜转移或证实存在腹膜后淋巴结转移
ⅢA1	仅有腹膜后淋巴结转移（细胞学或组织学证实）
ⅢA1（ⅰ）	淋巴结转移最大直径≤ 10 mm
ⅢA1（ⅱ）	淋巴结转移最大直径> 10 mm
ⅢA2	显微镜下盆腔外腹膜受累，伴或不伴腹膜的淋巴结转移
ⅢB	肉眼盆腔外腹膜转移，病灶最大直径≤ 2 cm，伴或不伴腹膜后淋巴结转移
ⅢC	肉眼盆腔外腹膜转移，病灶最大直径> 2 cm，伴或不伴腹膜后淋巴结转移（包括肿瘤蔓延至肝包膜和脾，但未转移到脏器实质）
Ⅳ期	超出腹腔外的远处转移
ⅣA	胸腔积液细胞学阳性
ⅣB	腹膜外器官实质转移（包括肝实质转移和腹股沟淋巴结和腹腔外淋巴结转移）

表 30-5　卵巢良、恶性肿瘤的临床表现

	良性肿瘤	恶性肿瘤
病史	病程长	病程短
一般情况	良好	恶病质
性质	多为囊性	实性或囊实性
位置	多为单侧	多为双侧
活动度	表面光滑，活动好，与盆腔无粘连	表面凹凸不平，活动差，与周围组织分界不清
淋巴结肿大	无	可以触及
伴随症状	尿频、便秘、心悸等压迫症状，多无腹水	腹痛、腰痛或下肢疼痛等浸润表现，下肢水肿等盆腔静脉压迫表现，消瘦、贫血等恶病质表现，功能性肿瘤的内分泌表现，可有腹水
B超表现	液性暗区，可有间隔光带，边缘清晰	液性暗区内有杂乱光点，边界不清

表 30-6　卵巢肿瘤常见并发症

	蒂扭转	破裂	感染	恶变
比例	10%	3%	少见	
发病特点	蒂长、中等大、活动度好、重心偏于一侧，如成熟畸胎瘤	自发破裂多见于肿瘤恶性变，另有外伤性破裂	多继发于肿瘤扭转或破裂	肿瘤迅速生长，尤其双侧肿瘤

续表

	蒂扭转	破裂	感染	恶变
典型症状	一侧下腹剧痛，常伴恶心、呕吐甚至休克	剧烈腹痛伴恶心、呕吐	发热、腹痛	
体检	压痛肿块	腹部压痛、腹肌紧张，可有腹水征	腹部压痛及反跳痛、腹肌紧张、腹部肿块及白细胞升高	
处理	尽快手术	尽快手术	抗感染治疗后手术切除肿瘤	

表 30-7　卵巢良性肿瘤的鉴别诊断

	卵巢良性肿瘤	卵巢瘤样病变	输卵管卵巢囊肿	子宫肌瘤	妊娠子宫	腹水
病史	长	短，与月经有关	盆腔炎病史	长	短	心、肝、肾疾病病史
临床表现	肿瘤体积小时可无症状，体积大时可感腹胀及压迫邻近器官所产生的症状	无明显的临床表现	腰骶或下腹部胀痛	常见为经量增加、经期延长	停经	心、肝、肾疾病表现伴腹胀
体征	盆腔可触及囊性、表面光滑、活动度较好的包块	附件部位触及囊性包块	盆腔附件部位可触及条索状包块，常有触痛	子宫增大、质中、凹凸不平	子宫增大、质软，表面规则	腹水征阳性
hCG	阴性	阴性	阴性	阴性	阳性	阴性
B超	液性暗区，边界清晰，有间隔光带	附件区可见壁薄无回声包块	附件区条索状半囊性包块	肌壁间边界清楚的花斑状团块，周围有环状血流	宫内可见胚胎或胎儿	大量不规则液性暗区

表 30-8　卵巢恶性肿瘤的鉴别诊断

	卵巢恶性肿瘤	子宫内膜异位症	结核性腹膜炎	生殖道以外的肿瘤	转移性卵巢肿瘤
病史	短	长	多有肺结核史	短	短，多有消化道肿瘤病史

续表

	卵巢恶性肿瘤	子宫内膜异位症	结核性腹膜炎	生殖道以外的肿瘤	转移性卵巢肿瘤
临床表现	早期无症状，中晚期主要症状为腹胀、腹部肿块及腹水，恶病质	进行性痛经	消瘦、乏力、低热、盗汗、食欲不振，伴不孕，月经稀少或闭经	腹膜后肿瘤、直肠癌、乙状结肠癌的相应症状	腹胀、腹部肿块及腹水
体征	盆腔内肿块多为双侧，实性或半实性，表面凹凸不平，不活动，常伴有腹水	盆腔不规则肿块及直肠子宫陷凹结节，常有触痛	肿块位置较高，形状不规则，界限不清，不活动；叩诊时鼓音和浊音分界不清	腹膜后肿瘤、直肠癌、乙状结肠癌的相应体征	双侧性、中等大、肾形、活动的实性肿块
辅助检查	B超、CT、MRI、腹水细胞学检查	B超、腹腔镜检查	X线胸片、B超	B超、钡剂灌肠、乙状结肠镜检	胃镜检查、B超、CT、MRI

二、卵巢上皮性肿瘤

卵巢上皮性肿瘤概况

卵巢上皮瘤多种，病理检查可确诊，良性肿瘤应切除，恶性肿瘤综合治。

表 30-9　卵巢上皮性肿瘤概况

项目	基本要点
病理组织类型	
浆液性肿瘤	
浆液性囊腺瘤	多为单侧，球形，大小不等，表面光滑，囊性，壁薄，囊内为淡黄色清亮液体；镜下见囊壁为纤维结缔组织，内衬单层柱状上皮
交界性浆液肿瘤	中等大小，多为双侧；镜下见乳头分支纤细而密，上皮复层不超过3层，细胞核轻度异型，核分裂象＜1/HP，无间质浸润，预后好
浆液性囊腺癌	多为双侧，体积较大，囊实性；结节状或分叶状，灰白色，常为多房，腔内充满乳头，质脆，坏死；镜下见囊壁上皮明显增生，复层排列，4～5层以上。癌细胞为立方形或柱状，细胞异型明显，并向间质浸润
黏液性肿瘤	
黏液性囊腺瘤	多为单侧，圆形或卵圆形，体积较大，表面光滑，灰白色；常为多房，囊腔内为胶冻样黏液；镜下见囊壁为纤维结缔组织，内衬单层柱状上皮；少数卵巢黏液性瘤可破裂继发腹膜黏液瘤

续表

项目	基本要点
交界性黏液性囊腺瘤	较大，单侧较多，表面光滑，常为多房；切面见囊壁增厚，有实质区和乳头状形成；镜下见细胞轻度异型性，细胞核大深染，有少量核分裂，上皮细胞不超过3层，无间质浸润
黏液性囊腺癌	多为单侧，瘤体较大，囊壁可见乳头或实质区，切面为囊实性，囊液混浊或血性。镜下见腺体密集，间质较少，上皮细胞超过3层，有间质浸润
卵巢子宫内膜样肿瘤	良性肿瘤较少见，多为单房，表面光滑，囊壁衬以单层柱状上皮；交界性瘤很少见；卵巢子宫内膜样癌多为单侧，中等大，囊性或实性，有乳头生长，囊液多为血性；镜下特点与子宫内膜癌极相似，多为高分化腺癌或腺棘皮癌，常与子宫内膜癌并存，不易鉴别何者为原发
治疗	
良性肿瘤	手术治疗
恶性肿瘤	手术治疗为主，辅以化疗、放疗等综合治疗

三、非卵巢上皮性肿瘤

卵巢生殖细胞肿瘤

卵巢生殖细胞瘤，手术切除不保守。

表 30-10　非卵巢上皮性肿瘤概况

非卵巢上皮性肿瘤	病理类型	治疗
卵巢生殖细胞肿瘤	① 畸胎瘤 ② 无性细胞瘤 ③ 卵黄囊瘤	良性肿瘤手术切除 恶性肿瘤手术切除 + 化疗 + 放疗
卵巢性索间质肿瘤	① 颗粒细胞 - 间质细胞瘤 ② 卵泡膜细胞瘤 ③ 纤维瘤 ④ 支持细胞 - 间质细胞瘤	良性肿瘤手术切除 恶性肿瘤手术切除 + 化疗 + 放疗
卵巢转移性肿瘤	—	缓解和控制症状

四、输卵管肿瘤

输卵管肿瘤概况

输卵管癌三联征，腹痛肿块和排液，辅助检查可确诊，手术切除化疗辅。

表 30-11 原发性输卵管癌的诊断与治疗

项目	基本要点
诊断和临床表现	① 三联征：阴道排液、腹痛、盆腔肿块 ② 其他表现：阴道流血，腹水（较少见），压迫或累及周围器官症状，恶病质表现
辅助检查	① 阴道液体细胞学检查 ② 影像学检查：CT、MRI、B 超检查 ③ 肿瘤标志物：CA125 ④ 内镜检查：子宫后壁的黄色包块
手术 - 病理分期	见表 30-12
治疗	
手术治疗	主要手段：全子宫 + 双附件 + 大网膜切除
化疗	辅助治疗
放疗	疗效难定

表 30-12 输卵管癌手术 - 病理分期（FIGO，2014 年）

分期	说明
Ⅰ期	肿瘤局限于输卵管
ⅠA	肿瘤局限于一侧输卵管，包膜完整，输卵管表面无肿瘤；腹水或腹腔冲洗液中未找到癌细胞
ⅠB	肿瘤局限于双侧输卵管，包膜完整，输卵管表面无肿瘤；腹水或腹腔冲洗液中未找到癌细胞
ⅠC	肿瘤局限于一侧或双侧输卵管，并伴有如下任何一项：
ⅠC1	手术导致包膜破裂
ⅠC2	手术前包膜已破裂或卵巢表面有肿瘤
ⅠC3	腹水或腹腔冲洗液中有癌细胞
Ⅱ期	肿瘤累及一侧或双侧输卵管，伴有盆腔内扩散
ⅡA	扩散和（或）种植至子宫和（或）卵巢
ⅡB	扩散至盆腔内其他组织
Ⅲ期	肿瘤侵犯一侧或双侧输卵管，并有细胞学或组织学证实的盆腔外腹膜转移或证实存在腹膜后淋巴结转移
ⅢA1	仅有腹膜后淋巴结转移（细胞学或组织学证实）
ⅢA1（ⅰ）	淋巴结转移最大直径≤ 10 mm
ⅢA1（ⅱ）	淋巴结转移最大直径＞ 10 mm
ⅢA2	显微镜下盆腔外腹膜受累，伴或不伴腹膜的淋巴结转移
ⅢB	肉眼盆腔外腹膜转移，病灶最大直径≤ 2 cm，伴或不伴腹膜后淋巴结转移

续表

分期	说明
ⅢC	肉眼盆腔外腹膜转移，病灶最大直径＞2 cm，伴或不伴腹膜后淋巴结转移（包括肿瘤蔓延至肝包膜和脾，但未转移至脏器实质）
Ⅳ期	超出腹腔外的远处转移
ⅣA	胸腔积液细胞学阳性
ⅣB	腹膜外器官实质转移（包括肝实质转移和腹股沟淋巴结和腹腔外淋巴结转移）

第三十一章 妊娠滋养细胞疾病

一、葡萄胎

葡萄胎概况

停经早孕反应重，宫大异常胎不动。阴道流血水泡物，绒毛激素向上冲。

B 超病检可诊断，两至三次尽清宫。避孕定检超两年，防止恶变切莫松。

表 31-1 葡萄胎概况

项目	基本要点
临床表现	停经后阴道流血最常见
子宫异常增大、变软	常见
妊娠呕吐	hCG 高者常见
子痫前期征象	高血压、蛋白尿、水肿等
卵巢黄素化囊肿	hCG 过度刺激
腹痛	子宫过度快速扩张引起
甲状腺功能亢进现象	约 70% 患者出现
部分性葡萄胎	主要表现为停经后阴道流血，子宫大于停经月份少见，一般无腹痛、无黄素化囊肿、呕吐少见
辅助检查	① B 超：见落雪状 ② 血 hCG：明显高于正常妊娠相应月份值 ③ 染色体核型分析 ④ 其他：X 线片等
鉴别诊断	见表 31-2
治疗	
清宫术	一经确诊及时清宫；刮出物送病理检查；在宫口充分扩张和开始吸宫后，可使用缩宫素静脉滴注以加强宫缩，减少失血及子宫穿孔
黄素化囊肿	一般不需处理，在葡萄胎清宫后会自行消退
预防性化疗	高危患者可给予单一药物
子宫切除	年龄较大、无生育要求者，可行子宫切除；但并不能预防子宫外转移的发生，因此不作为常规处理

表 31-2 葡萄胎的鉴别诊断

	葡萄胎	流产	双胎妊娠	羊水过多
阴道流血	有	有	无	无
子宫体积	子宫明显增大、变软	子宫多正常大小	可有子宫增大	可有子宫增大

续表

	葡萄胎	流产	双胎妊娠	羊水过多
B超	宫腔内充满不均质密集状或短条状回声，呈“落雪状”	可见胎囊或心管搏动	可见双胎影像	可见羊水及胎儿影像
hCG	明显高于妊娠月份	低于妊娠月份	略高于妊娠月份	符合妊娠月份

二、妊娠滋养细胞肿瘤

妊娠滋养细胞肿瘤

清宫疗后葡萄胎，阴道流血复又来。肺部盆腔转移灶，宫大绒素复存在。

手术放疗和化疗，化疗为主早安排。

表 31-3　妊娠滋养细胞肿瘤

项目	基本要点
临床表现	
无转移滋养细胞肿瘤	多继发于葡萄胎妊娠；表现为阴道流血，子宫复旧不全或不均性增大，卵巢黄素化囊肿持续存在，腹痛，假孕症状
转移滋养细胞肿瘤	多见于非葡萄胎妊娠后经组织学证实的绒毛膜癌；肿瘤主要经血液播散，转移早且广泛；表现为肺转移、阴道转移、肝转移、脑转移及其他转移
诊断	
临床诊断	根据葡萄胎排空后或流产、足月分娩、异位妊娠后出现阴道流血和转移灶及其相应症状和体征，结合 hCG 测定等检查，妊娠滋养细胞肿瘤的临床诊断可确定
血清 hCG 测定	①凡符合下列标准之一且排除妊娠物残留或再次妊娠即可诊断为妊娠滋养细胞肿瘤：hCG 测定 4 次高水平呈平台状态，并持续 3 周或更长时间，即 1、7、14、21 日；hCG 测定 3 次上升（10%），并至少持续 2 周或更长时间，即 1、7、14 日 ② 非葡萄胎妊娠后滋养细胞肿瘤的诊断标准：足月产、流产和异位妊娠后超过 4 周血清 hCG 仍持续高水平，或一度下降后又上升，在除外妊娠物残留或再次妊娠后，可确诊妊娠滋养细胞肿瘤
超声检查	诊断子宫原发病灶最常用的方法，彩色多普勒超声主要显示丰富的血流信号和低阻力型血流频谱
X 线胸片	为常规检查
CT 和磁共振检查	及早发现肺、脑、肝等部位转移灶
其他检查	血细胞、肝肾功能等
组织学诊断	在子宫肌层或子宫外转移灶组织中若见到绒毛或退化的绒毛阴影，诊断为侵蚀性葡萄胎；若仅见成片滋养细胞浸润或坏死出血，未见绒毛结构，则诊断为绒癌
分期	见表 31-4

续表

项目	基本要点
治疗	
治疗原则	以化疗为主、手术和放疗为辅的综合治疗
化疗	
一线化疗药物	常用 MTX、KSM、5-FU、CTX、VCR、VP-16 等
单一药物化疗	适用于低危患者
联合化疗	适用于高危患者，首选 EMA-CO 方案或氟尿嘧啶为主的联合化疗方案
疗效评估	每疗程化疗结束至 18 日内，血 hCG 下降至少 1 个对数为有效
毒、副作用防治	主要为骨髓抑制，其次为消化道反应，肝肾功能损害及脱发等
停药指征	为血 hCG 正常后，低危患者至少给予 1 个疗程巩固化疗，高危患者继续化疗 3 个疗程
手术	主要用于辅助治疗
子宫切除	对于大病灶、耐药病灶或病灶穿孔出血者，可在化疗的基础上行全子宫切除术
肺叶切除术	对于多次化疗未能吸收的孤立的耐药病灶，血 hCG 水平不高，可考虑肺叶切除术
放疗	主要应用于肝、脑转移和肺部耐药病灶的治疗
耐药复发病例的治疗	① 治疗前准确分期和评分，给予规范的化疗方案，减少耐药和复发 ② 采用有效二线化疗方案

注：MTX，甲氨蝶呤；KSM，国产放线菌素 D（更生霉素）；5-FU，氟尿嘧啶；CTX，环磷酰胺；VCR，长春新碱；VP-16，依托泊苷。

表 31-4 滋养细胞肿瘤解剖学分期（FIGO，2000 年）

分期	说明
Ⅰ期	病变局限于子宫
Ⅱ期	病变扩散，但仍局限于生殖器官（附件、阴道、阔韧带）
Ⅲ期	病变转移至肺，有或无生殖系统病变
Ⅳ期	所有其他转移

三、胎盘部位滋养细胞肿瘤

胎盘部位滋养细胞肿瘤概况

胎盘滋养细胞瘤，辅助检查可助诊，手术切除是首选，放疗化疗疗效增。

表 31-5　胎盘部位滋养细胞肿瘤

项目	说明
定义	起源于胎盘种植部位的一种特殊类型的妊娠滋养细胞肿瘤；临床罕见，预后良好，仅少数发生转移
临床表现	可以继发于足月产后、流产、葡萄胎，子宫均匀或不规则增大
诊断	主要依据辅助检查，如血 hCG（阴性或轻度升高）、hPL（轻度升高或者阴性）、超声检查、组织学诊断
治疗	首选手术，切除一切病灶（子宫加双附件切除），可辅助化疗，首选 EMA-CO 方案，放疗适用于单个转移瘤或局部复发病例
随访	同绒毛膜癌，强调临床表现和影像学检查

第三十二章　生殖内分泌疾病

一、异常子宫出血

无排卵性异常子宫出血

青春更年周期乱，经期经量不相同。单相体温羊齿晶，诊刮宫膜无分泌。

激素止血或刮宫，止血药物宫缩剂。克罗米芬促排卵，雌孕序贯周期整。

表 32-1　无排卵性异常子宫出血概况

项目	基本要求
病因	见表 32-2
发病机制	见表 32-3
病理改变	见表 32-4
临床表现	异常子宫出血：月经过多，子宫不规则过多出血，子宫不规则出血（周期不规则），经期延长而经量过多，月经过频（周期 < 21 日）
体检	排除生殖器官及全身性器质性病变
辅助检查	
诊刮	① 目的：止血、明确子宫内膜病理诊断 ② 排除子宫内膜病变：年龄大于 35 岁、药物治疗无效或存在子宫内膜癌高危因素的异常子宫出血患者
超声检查	了解子宫大小、形状，子宫内膜厚度等
宫腔镜检查	宫腔镜下取病灶活检可诊断宫腔疾病
基础体温测定	单相型，提示无排卵
激素测定	经前测定血孕酮值，若为卵泡期水平提示无排卵，测定血催乳素水平及甲状腺功能以排除其他内分泌疾病
妊娠试验	排除妊娠及妊娠相关疾病
宫颈黏液结晶检查	经前检查羊齿植物叶状结晶提示无排卵
阴道脱落细胞涂片检查	一般为高中度雌激素影响
红细胞计数及血细胞比容	判断是否贫血
凝血功能测定	测定凝血功能，对症治疗
鉴别诊断	① 异常妊娠或妊娠并发症：流产、异位妊娠、葡萄胎等 ② 生殖器官肿瘤：子宫内膜癌、宫颈癌、子宫肌瘤等 ③ 生殖器官感染：急性或慢性子宫内膜炎等 ④ 性激素类药物使用不当及宫内节育器或异物引起的子宫不规则出血 ⑤ 全身性疾病：血液病、肝衰竭、甲状腺功能亢进等
治疗	见表 32-5

表 32-2　无排卵性异常子宫出血常见病因

病因分类	常见病因
环境因素	① 环境改变，精神紧张，身体疾病（营养不良、代谢紊乱、甲状腺或肾上腺功能失常），流产等 ② 青春期无排卵性异常子宫出血：下丘脑 - 垂体 - 卵巢轴不成熟，FSH 持续低水平，月经中期无 LH 高峰形成，无成熟卵泡及排卵
下丘脑 - 垂体 - 卵巢轴的缺陷	① 更年期无排卵性异常子宫出血：卵泡消耗殆尽，剩余卵泡对垂体促性腺激素反应下降，无排卵前雌激素峰值，月经中期无 LH 高峰形成，造成无排卵 ② 育龄期无排卵性异常子宫出血：肥胖，多囊卵巢综合征，高泌乳素血症

表 32-3　无排卵性异常子宫出血发病机制

病理类型	病理改变
雌激素突破性出血	
阈值雌激素突破性出血	雌激素达到阈值水平，少量间断出血，内膜修复缓慢，阴道淋漓出血
高水平雌激素突破性出血	雌激素超过阈值水平并持续较长时间，子宫内膜高度增厚但不牢固，可发生大量出血
雌激素撤退性出血	
子宫内膜持续增生	子宫内膜在单纯雌激素的刺激下持续增生，此时如一批卵泡闭锁导致雌激素水平下降，可使子宫内膜失去支持而剥脱出血
子宫内膜组织脆性增加	子宫内膜受单纯雌激素作用，腺体持续增生而间质因缺乏孕激素作用反应不足，导致子宫内膜组织脆弱，易自发破溃出血
子宫内膜脱落不全	子宫内膜由于雌激素的波动，脱落不规则、不完整，缺乏足够的功能层组织丢失量而难以有效刺激子宫内膜的再生和修复
子宫内膜出血的自限性机制缺陷	
血管结构与功能异常	不规则的组织破损和多处血管断裂，以及小动脉螺旋化缺乏，收缩乏力
凝血与纤溶异常	多次子宫内膜组织的破损不断活化纤溶酶，导致局部纤溶亢进，凝血功能异常
血管舒缩因子异常	子宫内膜前列环素 2（PGE_2）含量增加，血管易于扩张，出血增加；子宫肌层合成前列环素明显增加，促进血管扩张和抑制血小板凝集

表 32-4　无排卵性异常子宫出血子宫内膜病理改变

病理类型	病理改变
增生期子宫内膜	子宫内膜所见与正常月经周期的增殖内膜无区别，只是在月经周期后半期甚至月经期仍表现为增殖期形态

续表

病理类型	病理改变
子宫内膜增生	① 不伴有不典型的增生：指子宫内膜腺体过度增生，大小和形态不规则，腺体和间质比例高于增殖期子宫内膜，但无明显的细胞不典型。发生子宫内膜癌的风险极低 ② 不典型增生/子宫内膜上皮内瘤变：指子宫内膜增生伴有细胞不典型。发生子宫内膜癌的风险较高，属于癌前病变
萎缩型子宫内膜	内膜萎缩菲薄，腺体少而小，腺管狭而直，腺上皮为单层立方形或矮柱状细胞，间质少而致密，胶原纤维相对增多

表 32-5　无排卵性异常子宫出血的治疗

治疗	基本要点
一般治疗	加强营养，避免过度劳累，保证充分休息，预防感染
药物治疗	治疗原则： ① 止血 ② 调整月经周期 ③ 宫内孕激素释放系统：宫腔内放置含孕酮或左炔诺孕酮的宫内节育器促排卵
手术治疗	① 刮宫术 ② 子宫内膜切除术（无生育要求者） ③ 子宫切除术（无生育要求者）

排卵型异常子宫出血（黄体功能不足）

育龄多见短周期，经期不长量不一。双相体温升慢短，宫膜不良有分泌。

黄体酮与绒性素，连试三程主代替。

表 32-6　排卵型异常子宫出血概况

项目	基本要点
发病机制	① 神经内分泌功能紊乱 - 卵泡期 FSH 缺乏→雌激素↓→正反馈不足→ LH 脉冲↓→黄体发育不全→孕激素↓→子宫内膜分泌反应不足 ② 卵巢发育不良→颗粒细胞 LH 受体缺陷/黄素化不良
病理	子宫内膜一般表现为分泌期内膜腺体呈分泌不良，活检显示分泌反应落后 2 天
临床表现	月经周期缩短，致患者不易受孕或在孕早期流产
诊断	① 临床表现 ② 妇科检查：无器质性病变 ③ 基础体温：双相型，但高温相短于 11 天 ④ 子宫内膜活检：分泌反应至少落后 2 天

续表

项目	基本要点
治疗	促进卵泡发育，促进月经中期LH峰形成，黄体功能刺激疗法，黄体功能替代疗法，黄体功能不足合并高催乳素血症的治疗（溴隐亭）

排卵型异常子宫出血（子宫内膜不规则脱落）

流产产后长经期，经量不一却淋漓。双相体温降慢长，增殖分泌两同时。
替代疗法黄体酮，雌孕序贯可尝试。

表 32-7 排卵型异常子宫出血概况

项目	基本要点
发病机制	下丘脑-垂体-卵巢轴调节功能紊乱，导致黄体机制异常，黄体萎缩不全，内膜持续受孕激素影响，不能如期完整脱落
病理	月经第5～6天时，子宫内膜常呈混合型，即残留的分泌期内膜与出血坏死组织及新增生的内膜混合共存
临床表现	月经周期正常，经期延长，出血量增多
诊断	①临床表现 ②基础体温：双相型，但下降缓慢 ③诊刮：月经5～6天仍能见到分泌反应的内膜
治疗	孕激素，绒促性素

二、闭经

闭经概况

十八未潮为原发，停经三月是继发。下丘垂体或卵巢，还有宫膜可变化。
性素试验及测定，体检妇检或诊刮。垂体功能生乳素，染色质体原因查。
雌孕激素促性素，内分泌法催经下。

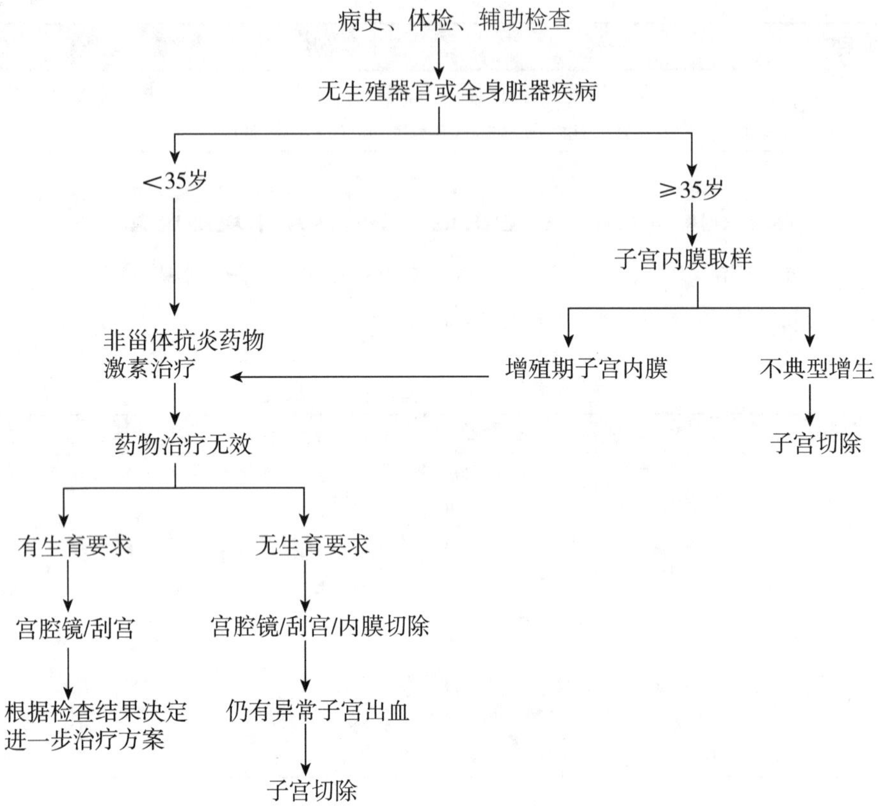

图 32-1 异常子宫出血的诊断和治疗步骤

表 32-8 闭经概况

项目	基本要点
病因	
原发性闭经	
第二性征存在的原发性闭经	米勒管发育不全综合征、雄激素不敏感综合征、对抗性卵巢综合征
第二性征缺乏的原发性闭经	低促性腺激素性腺功能减退、高促性腺激素性腺功能减退（特纳综合征 /46, XX 单纯性腺发育不全 /46, XY 单纯性腺发育不全）
继发性闭经	
下丘脑性闭经	最常见，精神应激性、体重下降和神经性厌食、运动性、药物性、颅咽管瘤
垂体性闭经	垂体梗死、垂体肿瘤、空蝶鞍综合征
卵巢性闭经	卵巢早衰、卵巢功能性肿瘤、多囊卵巢综合征
子宫性闭经	Asherman 综合征、子宫内膜炎、子宫切除后或宫腔放射治疗后、其他内分泌功能异常

续表

项目	基本要点
诊断	
功能试验	
药物撤退试验	用以评估体内雌激素水平以确定闭经程度 ① 孕激素试验：阳性提示子宫内膜已受一定水平雌激素影响，为Ⅰ度闭经 ②雌孕激素序贯试验：阳性提示子宫内膜功能正常，可排除子宫性闭经，引起闭经的原因是患者体内雌激素水平低，为Ⅱ度闭经；阴性重复一次试验，若仍无出血，提示为子宫性闭经
垂体兴奋试验	了解垂体功能情况
激素测定	
血甾体激素测定	若雌激素低，提示卵巢功能不正常或衰竭；若睾酮值高，提示有多囊卵巢综合征或卵巢支持-间质细胞瘤等可能
催乳素及垂体性腺激素测定	PRL、TSH、FSH、LH/FSH 的测定
影像学检查	① 盆腔 B 超检查 ② 子宫输卵管造影 ③ CT 或磁共振检查
宫腔镜	确诊宫腔粘连
腹腔镜	更直观
性染色体	鉴别性腺发育不良的病因，指导临床处理
其他检查	靶器官反应检查等
治疗	
全身治疗	积极治疗全身疾病，供给足够营养，保持标准体重等
激素治疗	① 性激素替代治疗：雌激素替代治疗，雌孕激素人工周期治疗 ② 促排卵：氯米芬，促性腺激素，促性腺激素释放激素 ③ 溴隐亭及其他激素治疗
辅助治疗	见不孕症
手术治疗	针对各种器质性病因

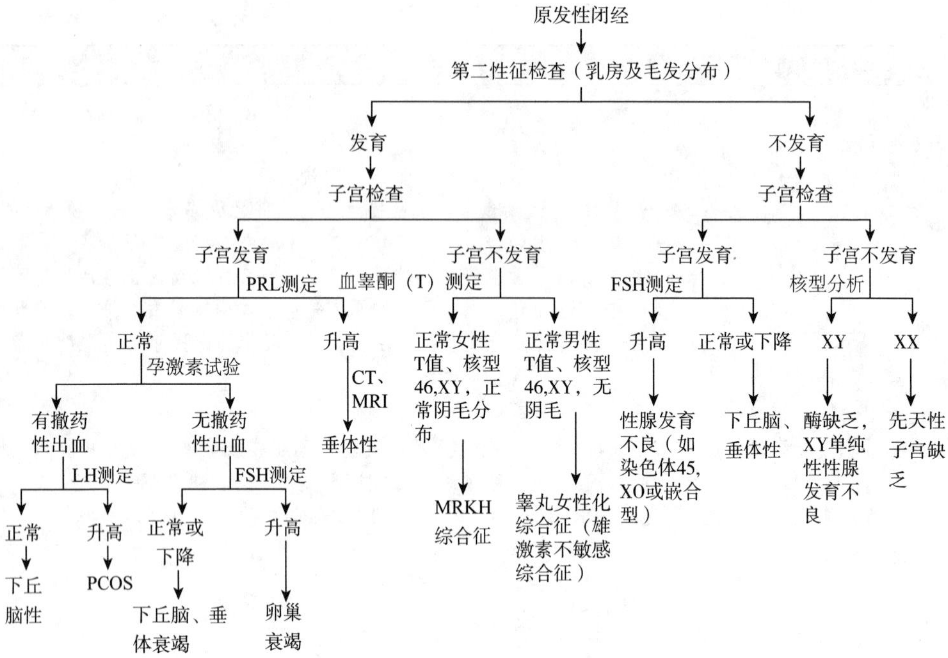

图 32-2　原发性闭经的诊断步骤

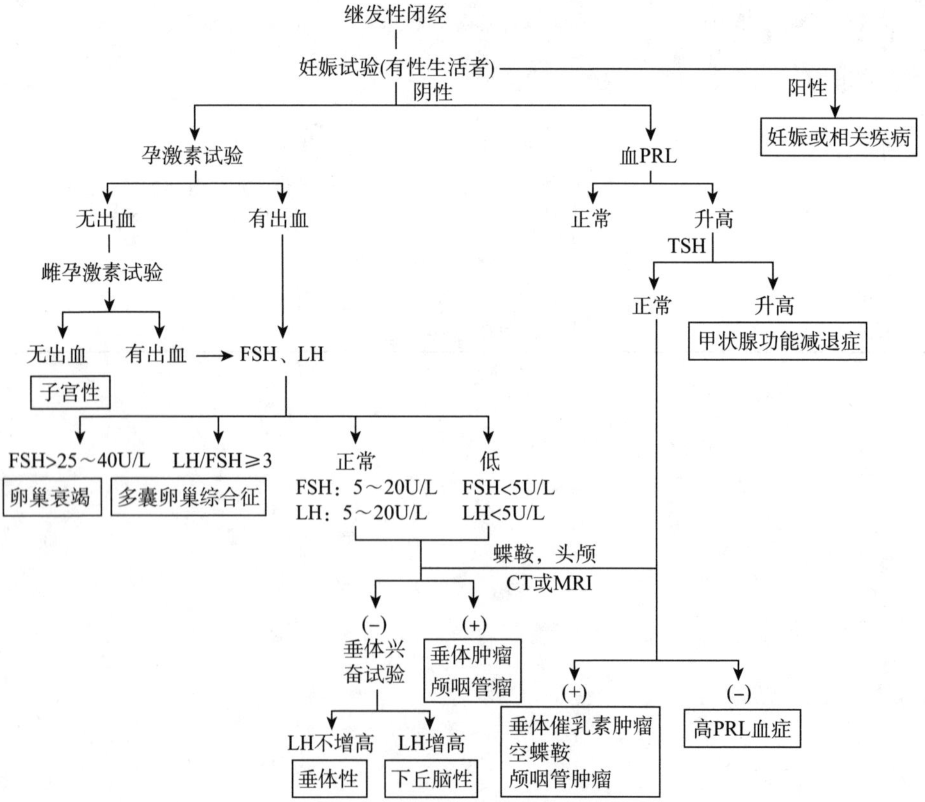

图 32-3　继发性闭经的诊断步骤

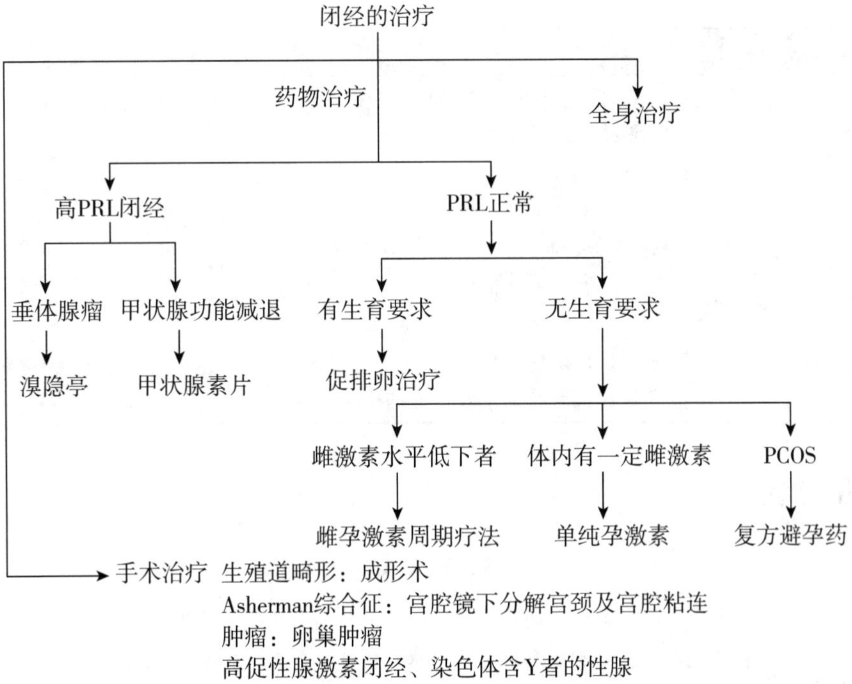

图 32-4　闭经治疗流程图

三、多囊卵巢综合征

多囊卵巢综合征

多囊卵巢综合征，月经失调受孕苦，肥胖痤疮与多毛，黑棘皮症见皮肤。
药物治疗降高雄，代谢紊乱调血糖。

表 32-9　多囊卵巢综合征概况

项目	基本要点
定义	多囊卵巢综合征是一种发病多因性、临床表现多态性的内分泌综合征，以雄激素过多和持续无排卵为主要临床特征，是导致生育期妇女月经紊乱最常见的原因之一，具体原因未明
内分泌特征	包括雄激素过多，雌酮过多，促性腺激素比例失常，胰岛素过多
病理生理	① 下丘脑 - 垂体 - 卵巢轴调节功能异常 ② 高胰岛素血症和胰岛素抵抗 ③ 肾上腺内分泌功能异常
临床表现	① 月经失调：主要症状，多表现为闭经（多为继发）或月经稀发 ② 不孕：生育期妇女因排卵障碍和月经失调导致 ③ 多毛、痤疮：高雄激素引起 ④ 肥胖：50% 患者伴有，与高雄激素、长期雌激素刺激有关 ⑤ 黑棘皮症：常在阴唇、颈背部、腋下、乳房下等处出现色素沉着，对称，皮肤增厚

续表

项目	基本要点
辅助检查	包括：基础体温测定，B超检查，诊断性刮宫，腹腔镜检查，激素测定，盆腔充气造影或盆腔双重造影
诊断	包括：① 持续无排卵或稀发排卵；② 高雄激素和（或）高雄激素的临床特征；③ 卵巢多囊改变；排除其他病因，3项中符合2项者即可初步诊断。LH、LH/FSH增高是非肥胖型多囊卵巢综合征的特征。对于肥胖者，还应查有无胰岛素抵抗、糖耐量异常等
治疗	① 一般治疗：加强锻炼，饮食控制，减肥 ② 药物治疗：降低LH水平，降低血雄激素水平，改善胰岛素抵抗，诱发排卵 ③ 手术治疗：腹腔镜手术卵巢打孔

四、痛经

痛经及其治疗

原发继发因多种，前列素高是一种。下腹痛甚晕冷汗，来经即发可轻重。
前列抗剂氧更酸，水相酸类消炎痛。热敷镇痛解痉剂，颠茄B_6可合用。
宫育不良雌激素，膜样痛经黄体酮。经多可用睾丸素，口窄后倾要扩宫。

表 32-10 原发性痛经概况

项目	基本要点
病因	① 前列腺素（PG）合成与释放异常：分泌期子宫内膜$PGF_{2\alpha}$量高于PGE_2→子宫平滑肌过强收缩→痛经 ② 子宫收缩异常：子宫平滑肌不协调收缩，子宫张力变化、供血不足→厌氧代谢物蓄积，刺激C类疼痛神经元 ③ 其他因素：a. 神经分泌因子，如白介素、垂体后叶加压素 b. 精神、神经因素 c. 个体痛阈，遗传因素
临床表现	
疼痛时间	月经来潮数小时开始疼痛，经期逐步或迅速加剧，可持续数小时到2～3日，排出内膜样物后缓解
疼痛性质	剧烈，呈痉挛性
疼痛部位	位于下腹部，放射至腰骶部或大腿内侧
伴随症状	下背痛，恶心、呕吐，腹泻，头痛，乏力，严重时面色苍白，出冷汗，甚至晕厥
妇科检查	无阳性体征

项目	基本要点
治疗	
一般治疗	精神心理治疗，必要时给予镇痛、镇静、解痉治疗
药物治疗	
抑制排卵药物	口服避孕药，通过抑制下丘脑 - 垂体 - 卵巢轴，抑制排卵，从而预防痛经，适用于有避孕要求的患者
抑制子宫收缩药物	① 前列腺素合成酶抑制剂：通过抑制前列腺素合成酶活性，减少 PG 产生，防止子宫收缩和痉挛；适用于无避孕要求或者口服避孕药效果欠佳者 ② 钙拮抗药：干扰钙离子通过细胞膜并阻止其释放，抑制子宫收缩
手术治疗	① 宫颈管扩张术：适用于已婚宫颈狭窄的患者 ② 骶前神经或子宫神经切除：少用

五、经前期综合征

经前期综合征概况

每次发生月经前，身体精神行为变。调整心态及饮食，身体适当要锻炼。

治疗药物有多种，改善症状疗效显。

六、绝经期综合征

绝经期综合征概况

潮热多汗易激动，阴道干燥性交痛；心慌压高经不调，少量激素常补充。

表 32-11　绝经期综合征的临床表现

临床表现	说明
近期症状	
月经紊乱	由于无排卵，表现为月经周期不规则，经期持续时间长，经量增多或减少
血管舒缩症状	表现为潮热，特点是反复出现短暂的面部和颈部及胸部皮肤阵阵发红，伴有轰热，继之出汗。每次持续 1 ～ 3 min，每日数次到数十次，夜间或应激状态易促发，症状多持续 1 ～ 2 年
自主神经失调症状	表现为心悸、眩晕、头痛、失眠、耳鸣等自主神经失调症状
精神神经症状	表现为情绪、记忆及认知功能症状，出现激动易怒、焦虑、多疑、情绪低落、自信心降低、不能自我控制、记忆力减退、注意力不集中等
远期症状	
泌尿生殖道症状	表现为泌尿生殖道萎缩症状，出现阴道干燥、性交困难及反复阴道感染，排尿困难、尿急、尿痛等反复尿路感染
骨质疏松	表现为腰痛、四肢疼痛、驼背，严重时可致骨折，常见于椎体、桡骨远端、股骨颈等，一般在绝经后 5 ～ 10 年
脑部病变	表现为阿尔茨海默病，老年痴呆的主要类型
心血管病变	绝经后动脉硬化、冠心病的发生率随年龄而增加

- 病因
  - 精神社会因素
  - 卵巢激素失调
  - 神经递质异常 → 阿片肽，5-羟色胺等
- 主要症状
  - 发生时间 → 症状出现于月经前1 ~ 2周，至月经前2 ~ 3日最为严重，月经来潮后迅速减轻直至消失；周期性反复出现为其临床表现特点
  - 躯体症状 → 头痛，背痛，乳房胀痛，腹部胀满，便秘，肢体水肿，体重增加，运动协调功能减退
  - 精神症状 → 易怒，焦虑，抑郁，情绪不稳定，疲乏以及饮食、睡眠、性欲改变
  - 行为改变 → 注意力不集中，工作效率低，记忆力减退，神经质，易激动，甚至有意外事故倾向，易有犯罪行为或自杀意图
- 治疗
  - 一般治疗 →
    - 调整心理状态，给予心理安慰
    - 调整生活方式，合理饮食及营养，适当锻炼身体
  - 药物治疗
    - 抗抑郁药 →
      - 氟西汀：选择性5-羟色胺再摄取抑制剂，为一线治疗药物；20 mg，每日1次口服
      - 氯丙咪嗪：三环类抗抑郁药，25 ~ 75 mg，每日口服
    - 抗焦虑药 → 阿普唑仑：经前用药，0.25 mg，每日2 ~ 3次口服，逐渐增量，最大剂量每日4 mg，用至月经第2~3日
    - 抗水肿药 → 螺内酯：醛固酮受体拮抗剂，25 mg，每日2 ~ 3次口服，可减轻水钠潴留，并改善精神症状
    - 神经调节 → 维生素B_6：100 mg，每日口服；可调节自主神经系统与下丘脑-垂体-卵巢轴，并抑制催乳素合成
    - 抑制排卵 → 口服避孕药，促性腺激素释放激素激动剂等

图 32-5　经前期综合征概况

表 32-12　绝经期综合征的治疗

治疗	基本要点
一般治疗	心理治疗、镇静药物治疗、体育锻炼等
性激素治疗	
适应证	缓解绝经症状，预防骨质疏松
绝对禁忌证	已有或可疑乳腺癌、生殖道异常出血、5 个月内活动血栓病、重症肝病等，脑膜瘤患者禁用孕激素
相对禁忌证	心脏病、偏头痛、肝胆疾病史、子宫内膜癌病史、血栓性疾病史、乳腺良性疾病和乳腺癌家族史等
用药时间	卵巢开始衰退并出现症状时开始使用，定期评估，3 ～ 5 年为宜，缓慢减量或间歇用药，逐步停药
不良反应及危险性	见表 32-13
非激素类药物	选择性 5- 羟色胺再摄取抑制剂、钙剂、维生素 D

表 32-13　性激素治疗的不良反应及危险性

不良反应及危险性	说明
子宫出血	多为突破性出血，需查明原因
性激素	
雌激素	乳房胀、白带多、头痛、水肿、色素沉着，应减慢或改用雌三醇
孕激素	抑郁、易怒、乳房痛和水肿
雄激素	高血脂、动脉粥样硬化、增加血栓栓塞性疾病危险等
子宫内膜癌	危险性取决于用药剂量和时间长短
乳腺癌	超过 5 年，增加乳腺癌风险

七、高催乳素血症

高催乳素血症

血中催乳素增高，月经紊乱与不育，头痛呕吐乳汁流，阴道萎缩少性欲。

治疗首先找病因，药物手术均可求。

表 32-14　高催乳素血症概况

项目	基本要点
病因	
下丘脑疾病	各种影响催乳素抑制因子（主要是多巴胺）分泌的疾病，包括颅咽管瘤、其他肿瘤、炎症、外伤、放疗等
垂体疾病	为最常见原因，包括垂体肿瘤、空蝶鞍综合征、垂体腺细胞增生等

续表

项目	基本要点
其他内分泌疾病	原发性甲状腺功能减退症、多囊卵巢综合征、肾上腺瘤、异位性肿瘤、肾衰竭、肝硬化、切除卵巢和子宫术后等
胸部疾病	胸壁外伤、手术、烧伤、带状疱疹等
药物影响	长期使用氯丙嗪、利血平、西咪替丁、吗啡、避孕药、抗抑郁药等
特发性高催乳素血症	PRL 多增高 2.73 ~ 4.55 nmol/L（60 ~ 100/L），检查排除垂体和中枢神经系统疾病
临床表现	
溢乳	双乳流出或可挤出非血性乳白色或透明液体
月经紊乱与不育	黄体期缩短或无排卵性月经失调，表现为月经少、稀发甚至闭经，并导致不育
神经症状	头痛、眼花、呕吐、视野缺损、动眼神经麻痹等，由脑脊液回流障碍、周围脑组织和视神经受压引起
低雌激素表现	阴道壁变薄或萎缩，分泌物减少，性欲减退
治疗	见图 32-6

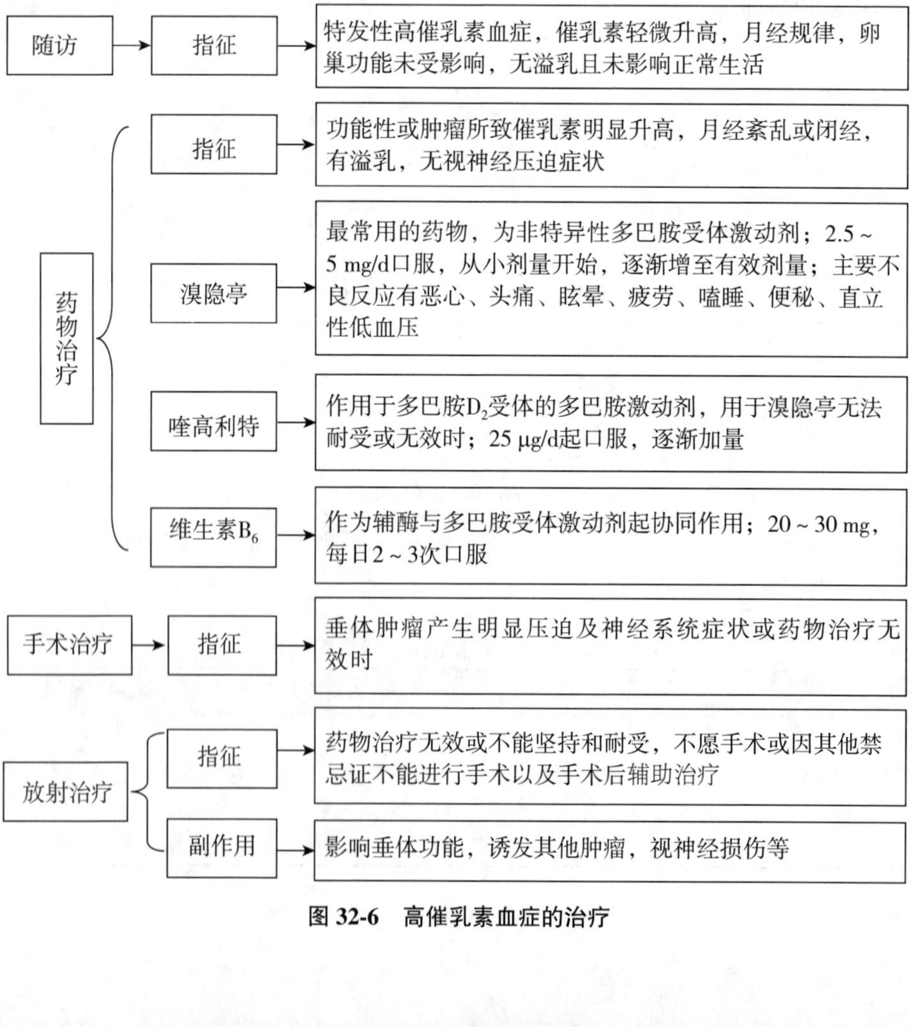

图 32-6　高催乳素血症的治疗

第三十三章　不孕症及辅助生殖技术

一、不孕症

不孕症病因（女方因素）

中枢全身卵巢性，子宫发育有不良，宫颈炎症黏液稠，精子难穿入宫腔。

不孕症治疗

消除焦虑戒烟酒，生活规律增体质。性交应在排卵期，子宫后位臀抬起。
宫口狭窄扩宫颈，发育不良调周期。畸形闭锁施手术，炎症粘连对因治。
克罗米芬促排卵，促性腺素高效剂。

表 33-1　不孕症病因及诊治原则

	病因	检查步骤与诊断	治疗
男方因素 30% ~ 40%	① 精液异常 ② 性功能障碍 ③ 免疫因素	询问病史，了解性生活情况，检查精液常规	
女方因素 40%	① 输卵管因素 ② 排卵障碍 ③ 子宫因素 ④ 宫颈因素	输卵管通畅试验 卵巢功能检查 宫腔镜检查、腹腔镜检查	① 输卵管慢性炎症及阻塞的治疗 ② 诱发排卵 ③ 抗免疫治疗 ④ 辅助生殖技术（上述治疗无效时）
男女双方因素 10% ~ 20%	① 性生活不能或不正常 ② 免疫因素 ③ 不明原因不孕		

二、辅助生殖技术

辅助生殖技术的应用

辅助受精好技术，“送子观音”下凡尘。有效治疗不孕症，还能减少遗传病。

表 33-2　辅助生殖技术

辅助生殖技术	基本要点
人工授精	将精液精化处理后，注入排卵期女性宫腔

续表

辅助生殖技术	基本要点
试管婴儿	
第一代试管婴儿—体外受精技术	分别将卵子与精子取出后，置于试管内使其受精，经数天生长后，再将胚胎移植于母体子宫内发育成胎儿并分娩
第二代试管婴儿—单精子注射技术	借助显微镜操作系统将单一精子注入卵子内使其受精
第三代试管婴儿—胚胎移植前遗传诊断技术	在受精卵分裂到6～8个细胞时，对透明带打孔后取出一个细胞进行遗传学诊断，选择正常胚胎移植入子宫，以避免有遗传缺陷婴儿出生，达到优生的目的
第四代试管婴儿	女性卵子质量差，可将卵细胞质抽出，输入另一个健康卵细胞质，形成一个新的优质卵细胞，再使新“造成”的卵子与丈夫精子结合成受精卵，植入子宫内，妊娠分娩

第三十四章　计划生育

控制生育的措施

控制生育措施多，主要环节有三个：一防卵子长与排，二防精卵相会合，
三防受精卵着床，万一着床令流产。

表 34-1　控制生育的措施

作用环节	措施
阻止生殖细胞的生成和成熟	① 用直接作用于性腺的药物，使其不能产生生殖细胞 ② 用抗雄激素药物，使精子不能在附睾内成熟 ③ 用作用于下丘脑 - 腺垂体 - 性腺的药物，减少 FSH 和 LH 的分泌，使卵泡不成熟或不排卵
防止卵子受精	① 用机械的方法防止精子与卵子相遇，例如使用阴茎套、子宫帽、粘堵剂、结扎输精管或输卵管 ② 用药物降低精子的受精能力或杀死精子 ③ 安全期性交法
防止受精卵着床	① 使用宫内避孕器 ② 用药物破坏受精卵和内膜发育的同步 ③ 用孕酮受体阻断剂
避孕失败的补救措施	① 人工流产法 ② 溶解黄体，中止妊娠 ③ 使用早期流产剂

常用女性避孕方法

女性避孕方法多，常用口服避孕药。宫内放置节育器，外用避孕法也可。
虽有安全期避孕，不够安全应牢记。

表 34-2 常用的女性避孕方法

	宫内节育器避孕	激素避孕	其他避孕方法		
			紧急避孕	外用避孕	自然避孕
种类	①惰性宫内节育器 ②活性宫内节育器	①口服避孕药 ②长效避孕针 ③探亲避孕药 ④缓释避孕药	①宫内节育器 ②紧急避孕药	①阴茎套 ②女性避孕套 ③外用杀精剂	安全期避孕
作用机制	①杀精毒胚作用 ②干扰着床 ③阻止精子穿透，阻止受精卵着床	①抑制排卵 ②改变宫颈黏液性状 ③改变子宫内膜形态与功能 ④改变输卵管的功能	同宫内节育器避孕及激素避孕	阻止精子与卵子结合	避免精子与卵子相遇
适应证	育龄期妇女，无禁忌证，要求放置	育龄期妇女，无禁忌证，有避孕需求	①避孕失败 ②无保护性生活 ③遭到性暴力	育龄期妇女有避孕需求，不适宜其他避孕方法者	月经规则无特殊情况的妇女(失败率高，不推荐)
禁忌证	①妊娠或可疑妊娠 ②生殖道急性炎症 ③产后或计划生育手术后生殖道异常 ④生殖器肿瘤 ⑤生殖道畸形 ⑥宫口过松 ⑦严重全身疾病 ⑧宫腔过小或过大，近3个月阴道不规则出血，铜过敏史	①严重心血管和血栓性疾病 ②急慢性肝炎或肾炎 ③恶性肿瘤 ④内分泌疾病 ⑤哺乳期 ⑥年龄>35岁的吸烟妇女，精神疾病长期服药，严重偏头痛	同宫内节育器避孕及激素避孕	橡胶过敏或外用杀精剂过敏者	①月经不规则 ②阴道出血性疾病 ③特殊时期(产后，流产后，哺乳期，停用其他避孕措施后，初潮后或绝经前)
副作用	不规则阴道流血，白带增多，下腹胀痛	①类早孕反应 ②阴道不规则流血 ③闭经 ④体重变化 ⑤皮肤问题	同宫内节育器及激素避孕药	无明显副作用	无

续表

	宫内节育器避孕	激素避孕	其他避孕方法		
			紧急避孕	外用避孕	自然避孕
并发症	①节育器异位 ②节育器嵌顿或断裂 ③节育器下移或脱落 ④带器妊娠	① 对机体糖代谢及脂代谢影响 ② 对心血管系统影响 ③ 对凝血功能影响 ④ 对肿瘤影响 ⑤ 对子代影响	同宫内节育器及激素避孕药	无明确并发症	无

输卵管绝育术

输卵管做绝育术，安全永久好措施。

表 34-3 输卵管绝育术

	经腹输卵管结扎术	经腹腔镜输卵管绝育术
适应证	① 要求接受绝育手术且无禁忌证者 ② 患严重全身疾病不宜生育者	同经腹输卵管结扎术
禁忌证	① 24 h 内两次体温超过 37.5℃ ② 全身状况不佳不能耐受手术 ③ 患严重神经官能症 ④ 各种疾病急性期 ⑤ 腹部皮肤感染 ⑥ 患急、慢性盆腔炎	腹腔粘连、心肺功能不全、膈疝等，余同经腹输卵管结扎术
手术时间选择	① 非孕期妇女月经干净后 3 ～ 4 日 ② 人工流产或分娩后宜在 48 h 内手术 ③ 哺乳期或闭经妇女应排除妊娠后再行绝育术	同经腹输卵管结扎术
结扎方法	① 抽心包埋法 ② 输卵管银夹法 ③ 输卵管折叠结扎切除法	① 腹腔镜直视下将弹簧夹或硅胶环置于输卵管峡部 ② 双极电凝烧灼输卵管峡部

续表

	经腹输卵管结扎术	经腹腔镜输卵管绝育术
并发症	① 出血或血肿 ② 感染 ③ 损伤 ④ 输卵管再通	同经腹输卵管结扎术

注：输卵管绝育术是一种安全、永久性节育措施，通过手术将输卵管结扎或用药物使输卵管腔粘连堵塞，阻断精子与卵子相遇而达到绝育。

人工流产和药物流产

药物流产或刮宫，避孕失败可选用。身体伤害后遗症，不宜长期反复用。

表 34-4 人工流产和药物流产

	人工流产		药物流产
	负压吸引术	钳刮术	
适应证	妊娠10周内要求终止妊娠而无禁忌证，患有某种严重疾病不宜继续妊娠	妊娠10～14周要求终止妊娠而无禁忌	① 妊娠<49天，本人自愿，年龄<40岁的健康妇女 ②尿hCG阳性，B超确诊为宫内妊娠
禁忌证	① 生殖道炎症 ② 各种疾病的急性期 ③ 全身情况不良，不能耐受手术 ④ 术前体温在37.5℃以上	同负压吸引术	① 有人工流产高危因素者：瘢痕子宫、哺乳期、宫颈发育不良等 ② 多次人工流产史 ③ 有使用米非司酮禁忌证 ④ 有使用前列腺素药物禁忌证 ⑤过敏体质，带器妊娠，宫外孕，妊娠剧吐等
并发症	① 出血 ② 子宫穿孔 ③ 人工流产综合反应 ④ 漏吸或空吸 ⑤ 吸宫不全 ⑥ 感染 ⑦ 羊水栓塞 ⑧ 远期并发症（宫颈粘连、宫腔粘连、慢性盆腔炎、月经不调、继发不孕等		胃肠道症状、出血多等

注：人工流产和药物流产是避孕失败的补救措施。

计划生育措施的选择

避孕措施有多种，根据情况来选用。

表 34-5　不同时期的计划生育措施选择

	原则	选用方法
新婚期	使用方便，不影响生育	短效口服避孕药，外用避孕法
哺乳期	不影响乳汁质量及婴儿健康	阴茎套，单孕激素长效避孕针或皮下埋植剂，宫内节育器
生育后期	长效、安全、可靠	各种避孕方法均适用，根据个人情况选择
绝经过渡期	仍应坚持避孕	阴茎套等

第三十五章　妇女保健

妇女保健工作概况

服务对象是群众，生殖健康为核心，专业机构来执行，妇女健康有保证。

表 35-1　妇女保健工作概况

项目	基本要点
意义	妇女保健工作计划以群体为服务对象，以生殖健康为核心，促进妇女身心健康
组织机构	行政机构：卫生部各级行政机构下设妇女保健处、科、室 专业机构：各级妇幼保健机构，各级产科医院，综合医院妇产科等
工作方法	妇女保健是一个社会系统工作，由各级行政和专业机构负责实施
任务	① 针对妇女一生各期生理特点采取不同的保健措施 ② 定期进行妇科常见病和恶性肿瘤普查普治，做到早发现、早诊断、早治疗；做好计划生育技术指导，避免非意愿妊娠 ③ 做好妇女劳动保护，确保女职工在劳动工作中的安全与健康 ④ 注意妇女心理卫生，做好女性心理保健
统计指标	包括妇科疾病普查普治、孕期保健和计划生育三大类指标
孕产妇死亡及危重症评审制度	包括对病例系统分析，及时发现问题，提出针对性的干预措施，降低孕产妇死亡率

参 考 文 献

1．谢幸，孔北华，段涛．妇产科学．9 版．北京：人民卫生出版社，2018．
2．胡丽娜．图表妇产科学．北京：人民卫生出版社，2010．
3．魏保生．妇产科学笔记．北京：科学出版社，2009．
4．王建六．轻松学习妇产科学．北京：北京大学医学出版社，2010．
5．章蓉姬，马松．协和听课笔记：妇产科学．北京：人民军医出版社，2009．
6．谢晓英．妇产科学．北京：中国医药科技出版社，2013．